Faire son choix, réussir son parcours

Traitement de la dépendance aux opioïdes

Deuxième édition
paru précédemment sous le titre
Traitement de maintien à la méthadone : Manuel du client

camh
Centre de toxicomanie et de santé mentale

Un Centre collaborateur de l'Organisation panaméricaine
de la Santé et de l'Organisation mondiale de la Santé

Catalogage avant publication de Bibliothèque et Archives Canada

Methadone maintenance treatment, client handbook. Français
        Faire son choix, réussir son parcours : traitement de la dépendance aux
opioïdes. -- Deuxième édition.

Traduction de : Making the choice, making it work (publié antérieurement
        sous le titre Methadone maintenance treatment, client handbook).
Publié en formats imprimé(s) et électronique(s).
ISBN 978-1-77114-362-2 (couverture souple).--ISBN 978-1-77114-363-9 (PDF).--
ISBN 978-1-77114-364-6 (HTML).--ISBN 978-1-77114-365-3 (EPUB).--
ISBN 978-1-77114-366-0 (Kindle)

        1. Toxicomanie aux opiacés--Traitement--Ouvrages de vulgarisation.
2. Méthadone--Emploi en thérapeutique--Ouvrages de vulgarisation.
3. Buprénorphine--Ouvrages de vulgarisation. I. Centre de toxicomanie et
de santé mentale, auteur II. Titre. III. Titre: Methadone maintenance
treatment, client handbook. Français.

RC568.O45M314 2016   616.86'32061   C2016-907526-5
                                                  C2016-907527-3

Imprimé au Canada

Il se peut que cette publication soit disponible dans d'autres supports. Pour tout rensei-
gnement sur les supports de substitution ou sur d'autres publications de CAMH, ou pour
passer une commande, veuillez vous adresser au Service des publications de CAMH :
Sans frais : 1 800 661-1111
À Toronto : 416 595-6059
Courriel : publications@camh.ca
Cyberboutique : http://store.camh.ca
Site Web : www.camh.ca/fr

Available in English under the title:
Making the Choice, Making It Work: Treatment for Opioid Addiction

Ce manuel a été édité par le Département de l'enseignement et de la formation de CAMH.

5319a / 11-2016 / P6502

Remerciements

Le Centre de toxicomanie et de santé mentale (CAMH) souhaite remercier les nombreux clients, membres de la famille et professionnels des services sociaux et de la santé de leur participation enthousiaste et précieuse à la réédition du présent manuel. Nous remercions également les personnes qui ont contribué à la conception et à la rédaction de la première version de ce manuel, intitulée *Traitement de maintien à la méthadone : Manuel du client*, publiée pour la première fois par CAMH en 2001 et dont s'inspire la présente édition.

Le présent manuel est le fruit d'une collaboration avec des professionnels, des clients et des membres de la famille, qui ont passé en revue les ébauches et fait part de leurs commentaires, dont on a tenu compte attentivement lors de la rédaction des ébauches basées sur le manuel initial. Nous voulions ainsi créer un guide misant sur la réussite du manuel initial qui soit à l'image de la réalité actuelle en ce qui concerne la dépendance aux opioïdes et son traitement. Nous espérons que cette nouvelle édition sera utile aux personnes ayant une dépendance aux opioïdes et leur permettra de prendre leur traitement et leur rétablissement en charge. Nous espérons également qu'elle aidera les familles, les amis et les autres personnes s'intéressant à la dépendance aux opioïdes et à son traitement à comprendre la question et les personnes qui y font face.

Nous remercions sincèrement les personnes ayant suivi un traitement par agonistes opioïdes (TAO), qui nous ont fourni leurs précieux témoignages, dont nous citons des extraits dans le manuel. Vos propos démontrent que la dépendance aux opioïdes touche les personnes de tous les milieux et que l'expérience de chacun est unique. Nous sommes reconnaissants aux clients et aux membres de la famille qui ont examiné attentivement une ébauche du manuel et ont fait part de leurs commentaires.

Les clients suivants ont fourni leur témoignage : Andy, Angie, Ann, Ben, Brett, Chantale, Courtney, Dan, David, Eric, Gemma, Glen, J, Jessica, Jim, Jon, Josée, Joyce, Paul, Randall, Ruth, Sean, Shaun et Zar.

Les clients et les membres de la famille suivants ont examiné une ébauche du manuel : Gemma Bennett, Malcolm Birbeck, Dante T. Colaianni Jr., Tammy Hyde, Jon, Betty-Lou Kristy, Sean LeBlanc, Patrick Loewen, Randy Post, Bill et Sheila Robinson, Charlene Winger, Sean Winger et d'autres personnes qui souhaitent garder l'anonymat.

Le présent manuel n'aurait pas vu le jour sans la contribution des infirmières et infirmiers, des médecins, des pharmaciens, des conseillers et d'autres professionnels qui, par leur travail, appuient les personnes ayant une dépendance aux opioïdes. Ces personnes, qui travaillent pour CAMH ou ailleurs, en Ontario ou dans le reste du Canada, ont fait don de leur temps, de leurs opinions et de leurs connaissances.

Les ébauches ont aussi été révisées par des professionnels autres que ceux de CAMH, soit Kim Hennessy, Uptown Methadone Clinic, Saint John ; Joni Ingram, Western Health, Cornerbrook ; David Marsh, École de médecine du Nord de l'Ontario et Canadian Addiction Treatment Centres ; Tim Ominika, Nadmadwin Mental Health Clinic, Wikwemikong ; Kendrah Rose, Sunshine Coast Mental Health & Addiction Services, Vancouver Coastal Health ; Rhonda Thompson, Positive Living, Niagara ; Andrew Tolmie, école de pharmacie, Université de Waterloo.

Les professionnels suivants de CAMH ont fait part de leurs commentaires : Roshina Babaei-Rad, Carol Batstone, Alison Benedict,

Jonathan Bertram, Narges Beyraghi, Susan Eckerle Curwood, Stephanie Gloyn, Katia Gouveia, Ahmed Hassan, Galit Kadan, Lisa Lefebvre, Heather Lillico, Tamar Meyer, Niall Tamayo, Kari Van Camp et Maria Zhang.

Nous remercions les membres des équipes centrale et régionales du Programme de soutien au système provincial (PSSP) de CAMH de nous avoir aidés à organiser et à mener les entrevues avec les clients, et d'avoir examiné et commenté les ébauches du présent document. Les responsables du PSSP souhaitent particulièrement remercier les personnes qui ont participé à l'organisation et à l'animation des groupes de consultation réunissant des personnes ayant vécu l'expérience de la dépendance aux opioïdes. Merci à Sean Leblanc d'avoir animé le groupe à Ottawa, ainsi qu'à Rob Boyd et à Hana Dykstra du Centre de santé communautaire Côte-de-Sable, qui ont soutenu le groupe. Nous remercions également Betty-Lou Kristy d'avoir animé le groupe à Oakville et Katie Kidd, du Opioid Outreach & Treatment Services de Mississauga/Halton, de l'avoir soutenu. Les observations recueillies grâce à ces groupes ont été utilisées pour élaborer la version finale du présent manuel et veiller à ce qu'il soit utile à ses lecteurs.

Des clients ont été interviewés par Lia De Pauw, Erika Espinoza, Alexandra Lamoureux, Heather Lillico, Janet McAllister, Barb Steep et Cheryl Vrkljan. Nous remercions également la Hamilton Clinic ; Ontario Addiction Treatment Centres ; Street Health Centre, qui fait partie du Centre de santé communautaire de Kingston ; et Shannon Greene et le Service de traitement médical de la toxicomanie de CAMH.

Les professionnels suivants ont répondu à nos questions et contribué à l'exactitude du contenu du présent manuel : Ken English et Fiona Sillars, ministère de la Santé et des Soins de longue durée de l'Ontario ; Steve Grootenboer, ministère des Transports de l'Ontario ; Tracey Marshall, Ordre des médecins et chirurgiens de l'Ontario ; Linda Ogilvie, ministère de la Sécurité communautaire et des Services correctionnels de l'Ontario ; et James L. Sorensen, University of California, San Francisco, qui nous a autorisés à adapter et à reproduire le Tapering Readiness Inventory (inventaire pour la diminution graduelle).

L'équipe du Département de l'enseignement et de la formation de CAMH qui s'est occupée du projet était constituée de Michelle Maynes, rédaction et élaboration ; Mara Korkola, conception graphique ; Jacquelyn Waller-Vintar, révision du texte original anglais et Tony Ivanoff, lecture d'épreuves du texte traduit par Michel Bérubé.

Remarques sur la présente traduction vers le français : Le terme « dépendance » a été utilisé pour traduire le terme anglais « addiction » et comme synonyme du terme français « toxicomanie ».

Les termes de genre masculin utilisés pour désigner des personnes englobent les femmes et les hommes. L'usage exclusif du masculin ne vise qu'à alléger le texte.

Table des matières

Comment utiliser le présent manuel

Le présent manuel devrait répondre à plusieurs des questions que vous pourriez vous poser sur le traitement par agonistes opioïdes (TAO) faisant appel à la méthadone ou à la buprénorphine (Suboxone). Il vous aidera à savoir quelles questions poser à vos médecin, pharmacien et conseiller ou à d'autres intervenants. Vous pouvez simplement le feuilleter ou le lire en entier si vous désirez. Il contient des renseignements s'adressant aux personnes qui songent à suivre un TAO, aux nouveaux clients, ainsi qu'aux clients qui suivent déjà un TAO, à leur famille et à leurs amis. Vous pouvez vous servir de ces renseignements pour mieux comprendre le traitement qui vous sera offert et pour prendre des décisions à ce sujet. De plus, le manuel vous permettra de sensibiliser les personnes qui vous entourent et de vous prendre en main.

Remarque à l'intention de la famille et des amis

Si vous avez du mal à comprendre ce que vit votre ami ou le membre de votre famille aux prises avec une dépendance aux opioïdes et les raisons pour lesquelles il suit un TAO ou envisage de le faire, le présent manuel répondra à certaines de vos questions et vous aidera à soutenir cet être cher. Des clients et des familles qui ont examiné une ébauche du manuel ont indiqué que le chapitre 2, « Tout ce que vous voulez savoir sur le traitement par agonistes opioïdes », pouvait aider les familles et les amis à comprendre cette situation. Vous voudrez peut-être commencer à lire le manuel à la page 17.

Au sujet des témoignages de clients

Les citations présentées dans le manuel proviennent de personnes ayant suivi un TAO. Elles représentent leur opinion. Les témoignages cités ont notamment pour but d'aider les personnes qui commencent un TAO ou envisagent de le faire à déterminer ce dont elles doivent tenir compte et ce à quoi elles peuvent s'attendre, ainsi qu'à les encourager dans leur parcours.

FAQ sur le traitement par agonistes opioïdes

Q : Qu'est-ce qu'un agoniste opioïde ?

R : La méthadone et la buprénorphine (Suboxone) sont des agonistes opioïdes. Le traitement par agonistes opioïdes (TAO) se substitue aux opioïdes que vous prenez et vous empêche d'éprouver les malaises causés par le sevrage.

Q : La méthadone ou la buprénorphine me procurera-t-elle un état euphorique (« rush ») ?

R : Au début du traitement, vous vous sentirez peut-être étourdi ou somnolent. Lorsque vous vous serez habitué à ces effets, vous devriez vous sentir « normalement ».

Q : Puis-je suivre un traitement par agonistes opioïdes pendant quelques semaines et y mettre fin ?

R : Si vous cessez le traitement trop tôt, vous risquez fort de rechuter ou de faire une surdose. En suivant un TAO de longue durée, vous réduirez ce risque. En général, le TAO dure au moins un ou deux ans, voire plusieurs années. La durée du traitement dépend de vos circonstances personnelles.

Q : Les personnes qui suivent un traitement par agonistes opioïdes demeurent-elles dépendantes aux opioïdes ?

R : La réponse à cette question est complexe. Il est vrai que les personnes qui suivent un TAO continuent d'avoir une accoutumance physique aux opioïdes, qui est un des signes de la dépendance. Toutefois, cela ne signifie pas nécessairement qu'elles ont une dépendance.

On entend par accoutumance physique le fait pour le corps de s'adapter à la présence d'une substance. Lorsqu'une personne cesse d'en prendre, elle éprouve des symptômes de sevrage. Une personne a une dépendance lorsque ses pensées, ses émotions et ses activités tournent autour d'une substance et qu'elle a une très forte envie ou une compulsion qui l'amène à continuer d'en prendre. Le TAO maintient l'accoutumance physique aux opioïdes, ce qui permet à la personne de se rétablir et de reprendre sa vie en main.

Q : Le traitement par agonistes opioïdes peut-il soulager ma douleur chronique ?

R : L'efficacité du TAO dépend des causes de la douleur. Si votre douleur est causée par des symptômes de sevrage, le TAO permettra probablement de la soulager. Il peut également soulager d'autres types de douleur pendant quelques heures après avoir pris la dose prescrite. Si la dose du médicament que vous prenez a été stabilisée et que la douleur persiste, il se peut que votre médecin vous suggère d'autres moyens pour la maîtriser.

Q : Quels sont les effets à long terme de la méthadone ou de la buprénorphine sur les organes internes et la mémoire ?

R : Le traitement par agonistes à long terme à la méthadone ou à la buprénorphine n'endommagera pas vos organes internes et, si vous prenez une dose appropriée, il n'affectera pas votre capacité de réfléchir. Si vous souffrez d'une maladie comme l'hépatite ou la cirrhose, le traitement par agonistes peut améliorer votre accès aux soins médicaux et vous aider à gérer votre maladie.

Q : Est-ce vrai que la méthadone et la buprénorphine attaquent les dents et les os ?

R : Il s'agit d'une inquiétude très répandue. C'est faux, mais cela mérite qu'on en parle davantage.

Un des effets secondaires des opioïdes (y compris la méthadone et la buprénorphine), comme de nombreux autres médicaments, est l'assèchement de la bouche. Résultat, vos dents sont plus vulnérables à la formation de plaque dentaire, une des principales causes de maladie des gencives et de caries. Lorsque le TAO fait partie de leurs habitudes, un grand nombre de personnes apprennent qu'elles ont des caries depuis plusieurs années. Vous trouverez des conseils sur les moyens d'atténuer l'assèchement de la bouche et d'éviter les problèmes dentaires à la page 64.

Si vous suivez un TAO et que vous avez l'impression que vos os « pourrissent », cela signifie probablement que vous prenez une dose trop faible. Les douleurs des os, qui font penser à la pourriture de ceux-ci, sont l'un des symptômes du sevrage des opioïdes. Une fois votre dose rajustée, vous ne devriez plus avoir de douleurs ou d'autres symptômes de sevrage.

Q : La méthadone et la buprénorphine font-elles prendre du poids ?

R : Les personnes qui suivent un TAO ne prennent pas toutes du poids. Lorsqu'une personne en prend, c'est généralement dû au fait que le traitement améliore sa santé et augmente son appétit, ce qui l'amène à manger davantage. Si vous prenez de la drogue depuis longtemps, vous avez peut-être perdu du poids. Vous trouverez des conseils pour éviter de prendre du poids à la page 65.

Q : Devrai-je suivre un traitement par agonistes opioïdes toute ma vie ?

R : Deux facteurs déterminent la durée du TAO. Premièrement, cela dépend du temps dont vous aurez besoin pour composer avec les problèmes qui vous ont amené à prendre des opioïdes, qu'il s'agisse d'un problème affectif, comme un traumatisme, ou physique, comme la douleur chronique causée par une blessure ou une maladie. Deuxièmement, cela dépend de votre constitution physiologique. Il a été démontré que l'usage d'opioïdes à long terme peut modifier le cerveau et faire en sorte qu'il est très difficile de ne pas en prendre. Si l'arrêt du TAO comporte un risque élevé de rechute, il est préférable et plus sûr de poursuivre le traitement. Pour plus de renseignements sur la durée du traitement, consultez la page 105.

Q : Est-ce difficile de mettre fin au traitement par agonistes opioïdes ?

R : Lorsque vous serez prêt à mettre fin au TAO, on réduira votre dose graduellement en veillant à votre confort. Pour que cela soit efficace, vous devez vouloir mettre fin au traitement. Vous trouverez à la page 110 une liste de questions qui vous aideront à déterminer si vous êtes prêt à élaborer un plan en collaboration avec votre médecin en vue de mettre fin au traitement par agonistes.

1
Traitement par agonistes opioïdes et autres options

1
Traitement par agonistes opioïdes et autres options

Le traitement par agonistes opioïdes vous convient-il ?

Si vous prenez des opioïdes tels que de l'héroïne, de l'oxycodone, de la codéine, de l'hydromorphone (Dilaudid), du fentanyl, du Percocet et d'autres drogues ou médicaments et que vous êtes arrivé au point où, tout en sachant bien que ça ne peut pas durer, vous êtes incapable de vous arrêter, le traitement par agonistes opioïdes (TAO) pourrait vous convenir.

Si vous êtes enceinte, vous risquez de faire du mal au bébé si vous cessez de prendre des opioïdes du jour au lendemain. Dans ce cas, demandez à suivre un TAO dans les plus brefs délais. La méthadone est le médicament généralement administré aux femmes enceintes qui suivent un TAO. Elle prévient les symptômes de sevrage des opioïdes et pourrait sauver la vie de votre bébé (voir page 97).

On encourage vivement les personnes qui ont une dépendance aux opioïdes et qui sont infectées par le VIH ou l'hépatite C à suivre un TAO dans les plus brefs délais. Le TAO aidera à stabiliser votre état de santé et vous permettra de trouver les meilleurs soins possible (voir page 81).

Le TAO vous convient si vous prenez des opioïdes depuis un certain temps et que vous avez déjà essayé d'arrêter d'en prendre par un sevrage, par des entretiens avec un conseiller ou par le biais d'un programme de traitement en centre spécialisé. Si vous avez le sentiment d'être incapable d'arrêter pendant plus de quelques heures, quelques jours, quelques semaines ou quelques mois, mais que vous êtes toutefois bien décidé à arrêter, envisagez le TAO.

Si vous prenez des opioïdes et que tout ce que vous obtenez est le maintien d'un état « normal », ou rien de plus qu'un « rush » qui n'en vaut pas la peine, vous êtes prêt à suivre un TAO. Vous avez peur de tomber malade et tout ce que vous voulez, c'est vous sentir bien et perdre ce besoin compulsif de prendre de la drogue, car vous souhaitez reprendre le contrôle de votre vie professionnelle et personnelle. Vous voulez retrouver votre amour-propre et être plus disponible pour ceux que vous aimez.

Si vous vous sentez prêt à suivre un TAO, lisez attentivement le présent manuel. Vous y trouverez des détails sur ce traitement, comment il fonctionne, à quoi vous attendre et les endroits où vous pouvez vous faire soigner. Faites-le lire à vos proches et à vos amis ; ils seront plus en mesure de comprendre ce que vous vivez et de vous soutenir.

Préparez-vous à poser des questions, car les fournisseurs de traitement diffèrent les uns des autres. Mieux vous serez informé, plus vous serez capable d'atteindre vos objectifs. *Vous pouvez obtenir de l'aide !*

> *J'ai essayé quatre types de traitement avant la méthadone. Je suis allé dans des centres de traitement. J'ai essayé un sevrage brutal. La méthadone m'a permis de me séparer de ma dépendance du jour au lendemain. Dès que j'ai bu la première dose, j'ai fait un pas dans la bonne direction.*

Ben, 27 ans | sous méthadone depuis huit ans

> *Pour moi, ce n'était pas une dépendance. Cela faisait partie de mon quotidien. La douleur était si intense. Je faisais tout simplement ce qu'on m'avait dit de faire. Lorsqu'un médecin vous dit de prendre quelque chose, vous le faites sans penser aux répercussions. On m'avait prescrit tant de médicaments contre la douleur que je n'arrivais plus à fonctionner. Mon médecin m'a suggéré la méthadone. Je me suis dit que j'allais l'essayer. Pourquoi prendre 13 médicaments par jour quand on peut en prendre un seul ?*

Ann, 42 ans | sous méthadone pendant deux ans et depuis cinq ans

> *Quand tu sais que tu vas être malade dans quelques heures si tu n'agis pas, tu es prêt à tout faire pour t'en procurer et c'est très décourageant. Quand j'ai commencé à prendre de la méthadone, cette envie a disparu.*

J, 35 ans | sous méthadone depuis six mois

5

Qu'est-ce que le traitement par agonistes opioïdes ?

Deux types de TAO sont offerts actuellement en Ontario et ailleurs au Canada. Lorsqu'ils sont bien dosés, les deux médicaments :
- préviennent les symptômes de sevrage des opioïdes ;
- atténuent les envies d'en prendre ;
- ne causent pas de somnolence ni d'euphorie.

La méthadone est le médicament qui est utilisé le plus couramment dans le cadre d'un TAO et qui est administré le plus souvent aux femmes enceintes. La buprénorphine et la méthadone sont tout aussi efficaces l'une que l'autre. Toutefois, leur efficacité peut varier d'une personne à l'autre.

En Ontario, la méthadone est commercialisée sous le nom Methadose. Il s'agit d'un médicament liquide. La buprénorphine est commercialisée sous le nom Suboxone. Il s'agit d'un comprimé qui est absorbé sous la langue. Le Suboxone comprend de la naloxone, qui peut causer un syndrome de sevrage si elle est injectée. On ajoute de la naloxone au Suboxone pour aider à prévenir l'abus de buprénorphine. (On utilise également la naloxone, seule, pour atténuer les effets d'une surdose. Pour plus de renseignements à ce sujet, voir la page 43.)

Lors du traitement, vous devez prendre les doses prescrites en présence d'un pharmacien. De plus, vous devez vous soumettre à des tests de dépistage de drogues et de médicaments dans l'urine, recevoir des soins médicaux et assister à des séances de counseling. Lorsque vous aurez cessé de prendre des opioïdes et que le traitement sera devenu une habitude, on vous remettra graduellement des doses de médicaments à prendre à la maison.

Avantages du traitement par agonistes opioïdes

Le TAO offre plusieurs avantages par rapport à l'usage continu d'autres opioïdes :

- Les effets de la méthadone et de la buprénorphine peuvent durer de 24 à 36 heures. Dans la plupart des cas, une dose unique prise tous les jours à la même heure suffit à contrer les effets du sevrage.

- Le TAO peut bloquer l'effet de manque et le désir irrésistible de drogue, ainsi que l'envie de ressentir un « rush ». Lorsqu'elles suivent un TAO, certaines personnes ne ressentent même plus du tout l'effet de manque. D'autres demeurent aux prises avec la dépendance « conditionnée » ou l'influence d'une personne ou d'une chose qu'elles associent à l'opioïde et qui déclenche leur envie d'en prendre. Il vous sera peut-être plus facile de faire face à votre situation si vous vous tenez occupé au travail ou à l'école, si vous passez beaucoup de temps avec votre famille ou si vous vous livrez à des activités agréables au cours desquelles vous ne consommez pas de drogue. De plus, le counseling peut vous aider à composer avec les envies.

- Le TAO est prescrit par un médecin et distribué par un pharmacien. Cette façon de l'obtenir est fiable et sûre.

- La méthadone ou la buprénorphine que vous prendrez aux fins d'un TAO est fabriquée selon des règles rigoureuses. Sa puissance exacte est connue, et elle n'est jamais mélangée à des substances étrangères, ce qui est souvent le cas pour les drogues de rue.

- Si vous achetez des drogues de rue, vous savez qu'elles coûtent cher. Le TAO vous permettra de faire des économies. Si vous êtes titulaire d'une carte de médicaments de l'Ontario, ou si vous bénéficiez d'une assurance pour vos médicaments sur ordonnance, le TAO sera peu coûteux, voire gratuit. Si vous n'avez pas de carte de médicaments ni d'assurance, la méthadone coûte environ 10 $ par jour et la buprénorphine, entre 8 $ et 20 $ par jour. (Vous trouverez des détails sur les programmes d'aide financière à la page 44.)

- Le TAO permet de saturer les récepteurs d'opioïdes du cerveau, ce qui évite le sevrage et peut vous empêcher de ressentir un « rush » si vous prenez d'autres opioïdes. Il est important d'en être conscient, car il est extrêmement dangereux de prendre d'autres opioïdes en plus de la méthadone ou de la buprénorphine. C'est pourquoi certaines personnes décident de poursuivre le TAO. Sachant que le risque de surdose est élevé et qu'il est possible qu'elles ne ressentent pas de « rush », elles préfèrent s'abstenir de prendre d'autres opioïdes.

- Le TAO peut être l'occasion de faire le point sur les raisons pour lesquelles vous prenez des drogues. De plus, vous pourrez rencontrer des gens qui vous comprennent et qui vous aideront à atteindre vos objectifs.

- Le TAO peut vous aider à rester en sécurité, car vous aurez toute votre tête. Il vous sera donc plus facile d'éviter les comportements risqués. Pour les personnes qui s'injectent des opioïdes illégaux et partagent des seringues, le TAO réduit le risque de contracter le VIH ou l'hépatite C. Le partage de seringues accroît le risque d'infection par le VIH ou l'hépatite C.

- Dans bien des cas, les personnes qui se livrent à des activités criminelles pour avoir de l'argent afin d'acheter des drogues cessent ces activités lorsqu'elles suivent un TAO. Elles évitent ainsi la prison et contribuent à la sécurité de la collectivité. Les personnes faisant face à des chefs d'accusation doivent savoir que le TAO est vu d'un bon œil par les tribunaux et la police.

- Le TAO peut soulager les symptômes de maladie mentale associés au sevrage comme l'anxiété et la dépression.

- Le TAO ne permet pas de traiter d'autres types de dépendance à une substance comme l'alcool ou la cocaïne. Toutefois, certaines personnes qui suivent ce traitement pour une dépendance aux opioïdes constatent qu'il atténue d'autres problèmes liés à l'utilisation d'une substance. On ne sait pas dans quelle mesure cet effet est attribuable au TAO et dans quelle mesure il est attribuable au changement de style de vie et au counseling.

- Le TAO peut être l'occasion de suivre un traitement pour des problèmes de santé mentale ou physique pouvant être causés par l'utilisation d'opioïdes.

- Après avoir suivi un TAO pendant un certain temps, vous aurez plus d'énergie et vos idées seront plus claires. Vous pourrez désormais vous concentrer sur votre travail, vos études et votre famille.

- De tous les traitements de la dépendance aux opioïdes, c'est le TAO qui protège le mieux les gens contre le recours aux autres opioïdes.

Inconvénients du traitement par agonistes opioïdes

- Le TAO ne guérit pas la dépendance aux opioïdes. Il vise les symptômes physiques de votre dépendance en se substituant aux opioïdes que vous prenez. De plus, il met un terme à votre habitude de trouver et de consommer des opioïdes et de fréquenter des personnes et des endroits ou de vous livrer à des activités qui vous donnent l'envie de prendre des drogues. Cela dit, il se peut que vous devriez quand même faire face aux problèmes affectifs ou physiques causés par votre usage de drogues. Nous vous recommandons fortement de combiner le TAO à des séances de counseling et d'entraide.

- Vous continuerez d'avoir une accoutumance physique aux opioïdes. Par conséquent, si vous sautez plus d'une dose, vous souffrirez de symptômes de sevrage.

- Les clients qui suivent un TAO sont parfois considérés comme ayant toujours une dépendance par des membres de la société. Certains disent que les personnes qui suivent un traitement à la méthadone sont davantage victimes de préjugés que celles qui prennent de la buprénorphine. Quoi qu'il en soit, vous constaterez peut-être qu'un grand nombre de personnes ne comprennent pas le TAO, y compris certains professionnels de la santé et de la toxicomanie. Certains programmes de traitement de la dépendance fondés sur l'abstinence et groupes d'entraide peuvent avoir du mal à accepter les clients qui suivent un TAO, bien que cela soit moins fréquent que dans le passé. Des médecins et pharmaciens hésitent à travailler avec les personnes qui suivent un TAO, car ils craignent de devoir leur prescrire certains médicaments. En outre, il se peut que votre employeur réagisse mal s'il apprend que vous suivez un TAO. Enfin, des résidents s'opposent à l'ouverture d'une clinique de TAO dans leur quartier. Cela dit, la plupart des gens acceptent le TAO. Mais il y a toujours des exceptions, et il faut le savoir.

- Le TAO peut être un traitement de longue durée. La plupart des clients le suivent pendant au moins un ou deux ans. Il arrive que le traitement dure une vingtaine d'années, même davantage. Bien que cela n'ait pas été confirmé, il semble que la durée du TAO soit proportionnelle à la durée de la dépendance aux opioïdes.

• Un nombre limité de médecins et de pharmaciens offrent le TAO. Ce nombre est encore plus faible dans les régions rurales. Si vous devez parcourir de grandes distances pour obtenir votre dose, vous devrez prendre les mesures nécessaires pour vous rendre à la clinique tous les jours.

• Pour suivre un TAO, vous devrez vous rendre souvent à la clinique, à la pharmacie ou au cabinet de votre médecin, particulièrement au début du traitement. Ces visites quotidiennes prennent du temps et peuvent avoir une incidence sur votre travail, vos études ou d'autres aspects de votre vie.

• Pendant au moins les deux premiers mois du traitement, vous devrez prendre votre dose « sous observation » à la clinique ou à la pharmacie tous les jours. Même après une année de traitement, vous devrez toujours y aller au moins une fois par semaine pour prendre votre dose sous observation.

• On vous demandera fréquemment des échantillons d'urine pour confirmer que vous suivez le TAO et pour vérifier si vous consommez d'autres drogues. On peut même vous demander de fournir ces échantillons en présence d'une personne qui doit s'assurer, souvent à l'aide d'une caméra, que cette urine est bien la vôtre et que vous ne l'avez pas modifiée. (Pour plus de renseignements sur les échantillons d'urine, voir la page 45.)

• Comme c'est le cas pour tout médicament, le TAO peut avoir des effets secondaires désagréables. En général, ces effets sont le plus prononcés au début du traitement. Les effets secondaires les plus fréquents de la méthadone et de la buprénorphine comprennent somnolence, étourdissements, nausées et vomissements, transpiration excessive, constipation et altération de la libido. (Vous trouverez des conseils sur la façon de composer avec ces effets secondaires à la page 63.)

- La méthadone et la buprénorphine sont de puissants opioïdes. Le risque de surdose est le plus élevé au début du traitement. Il peut être extrêmement dangereux de prendre d'autres opioïdes, de l'alcool, des benzodiazépines (p. ex., Ativan, Valium, Rivotril) ou d'autres médicaments ayant un effet sédatif (p. ex., les relaxants musculaires, Gravol, Sleepeze) si vous suivez un TAO. Le risque de surdose associé à la méthadone est plus élevé que celui associé à la buprénorphine. Pour plus de renseignements sur les signes de surdose et les mesures à prendre, voir la page 42.

Autres options

Il est clair que malgré tous ses avantages, le TAO a aussi des inconvénients. Avant de vous engager dans un traitement à long terme, renseignez-vous sur les autres traitements disponibles.

SEVRAGE ET ABSTINENCE

Avant que le traitement par agonistes opioïdes ne soit offert, la seule façon d'arrêter de prendre des opioïdes consistait à faire un sevrage, également appelé désintoxication ou sevrage brutal, suivi de l'abstinence. Le sevrage est rarement suffisant pour mettre fin à un passé de toxicomane. Associé à un programme de rétablissement, il a de bonnes chances de réussir, surtout si vous êtes très motivé. Toutefois, comme les taux de rechute et le risque de surdose sont élevés, les experts estiment que le sevrage suivi de l'abstinence n'est pas un traitement efficace de la dépendance aux opioïdes. Malgré cela, un grand nombre de personnes veulent en faire l'essai avant de s'engager à suivre un traitement par agonistes.

Les symptômes du sevrage peuvent être intenses, mais ne mettent généralement pas la vie en danger. Ils comprennent la diarrhée, des crampes abdominales, la chair de poule, le nez qui coule et un désir constant de prendre de la drogue. La plupart des symptômes commencent à s'estomper en quelques jours, mais certains, comme l'anxiété, l'insomnie et le désir intense de prendre de la drogue, peuvent durer pendant des semaines, voire des mois.

Précisons que le sevrage n'est pas recommandé pour les femmes enceintes et les personnes ayant un trouble de santé.

Si vous envisagez d'essayer le sevrage, tenez compte des points suivants :

• Le sevrage peut avoir lieu à la maison ou en clinique. Pour trouver un centre de gestion du sevrage dans votre localité, téléphonez à la Ligne d'aide sur la drogue et l'alcool de ConnexOntario au 1 800 565-8603 ou parlez-en à votre médecin.

• Si vous envisagez le sevrage, votre médecin ou la clinique peut vous prescrire des médicaments autres que des opioïdes qui atténueront les symptômes. Le médicament le plus courant utilisé à cette fin est la clonidine, qui abaisse la tension artérielle. Toutefois, elle peut également causer une baisse d'énergie. Préparez-vous donc à prendre du repos. Renseignez-vous auprès de votre médecin au sujet des médicaments qui peuvent atténuer l'inflammation, la diarrhée et la nausée.

• Pour certains, l'acupuncture peut soulager les symptômes de sevrage, surtout chez les personnes qui ont une faible dépendance aux opioïdes. Le traitement consiste à insérer des aiguilles jetables en acier inoxydable dans les oreilles. On croit que les aiguilles stimulent la production d'endorphines, des substances chimiques du cerveau qui soulagent les symptômes de sevrage.

- La naltrexone peut être utile pour les personnes qui réussissent à cesser de prendre des opioïdes. Elle bloque les récepteurs d'opioïdes du cerveau : c'est-à-dire que, même si vous prenez des opioïdes, vous ne ressentirez pas de « rush ». La naltrexone est également utilisée dans le traitement de l'alcoolisme. Elle est vendue sous forme de comprimés à prendre tous les jours. La naltrexone ne crée pas de dépendance et ne provoque pas de symptômes de manque si le traitement est arrêté. Toutefois, elle accroît le risque de surdose chez les personnes qui cessent d'en prendre et recommencent à faire usage d'opioïdes. Cela s'explique par le fait que la naltrexone met un terme à la tolérance aux opioïdes.

Le facteur le plus important est la patience. Au fil du temps, les malaises disparaissent et la sensation de manque, qui peut être intense pendant les premiers jours ou les premières semaines, revient moins souvent. Toutefois, un grand nombre de personnes en sevrage se sentent mal, ont de la difficulté à dormir et éprouvent de fortes envies de prendre de la drogue pendant un certain temps. Les taux de rechute sont élevés et le risque de surdose après le sevrage s'accroît considérablement. N'oubliez pas que, si vous optez pour le sevrage et que vous recommencez à prendre des opioïdes, vous ne devez pas en prendre trop, car la quantité d'opioïdes que vous consommiez avant le sevrage pourrait maintenant être mortelle.

Aide pour le maintien de l'abstinence
Il faut avoir un bon réseau de soutien pour ne pas recommencer à prendre des opioïdes après le sevrage. La famille et les amis

peuvent vous soutenir, mais, dans bien des cas, ce n'est pas suffisant. Les options suivantes peuvent vous aider à atteindre votre objectif d'abstinence.

- Après le sevrage, consultez un conseiller ou suivez un programme intensif de traitement de la toxicomanie. La fréquence à laquelle vous devrez assister à des séances de counseling dépendra de vos besoins. La plupart des programmes intensifs de traitement comprennent des séances quotidiennes réparties sur plusieurs semaines. Dans certains cas, les séances ont lieu le jour ou le soir (c'est-à-dire que vous rentrez à la maison ensuite) et dans d'autres cas, vous devez rester sur place (programme en établissement). Comme il y a souvent une liste d'attente, il peut s'écouler plusieurs mois avant que vous ne puissiez commencer le traitement. Pour plus de renseignements sur les programmes de soutien offerts dans votre localité, téléphonez à la Ligne d'aide sur la drogue et l'alcool de ConnexOntario au 1 800 565-8603 ou parlez-en à votre médecin.

- Un grand nombre de personnes qui optent pour l'abstinence se joignent à des groupes d'entraide comme Alcooliques Anonymes, Narcotiques Anonymes, Smart Recovery ou Women for Sobriety. L'idée principale de ces groupes : ceux qui ont eu une dépendance aux drogues et qui ont survécu sont les mieux placés pour aider ceux qui souhaitent s'en sortir. Traditionnel-lement, les membres des groupes d'entraide participent à des réunions où ils parlent de leurs expériences de toxicomanes. Un grand nombre de groupes offrent des réunions en ligne ou des téléconférences qui se greffent ou se substituent aux réunions habituelles. Consultez la liste des sites Web à la page 122 pour trouver un groupe offrant des rencontres près de chez vous ou des réunions en ligne.

Peser le pour et le contre

Vous avez pris connaissance des avantages et des inconvénients du TAO. Vous avez envisagé l'abstinence. Peut-être en avez-vous même fait l'essai. Si vous hésitez toujours à suivre un TAO, lisez les chapitres suivants. Vous y trouverez des renseignements sur la dépendance aux opioïdes, la nature du TAO et ce qu'il faut faire pour suivre ce traitement.

2
Tout ce que vous voulez savoir sur le traitement par agonistes opioïdes

2

Tout ce que vous voulez savoir sur le traitement par agonistes opioïdes

Les opiacés et les opioïdes

Le terme « opiacé » regroupe à la fois les drogues fabriquées à partir du pavot, comme l'opium, la morphine et la codéine, et les autres drogues de même origine, mais qui ont été chimiquement transformées, comme l'héroïne. Le terme « opioïde » est générique : il désigne tous les opiacés et tous les médicaments et autres drogues qui ont des effets semblables à ceux de la morphine, mais qui ne viennent pas du pavot et qui sont fabriqués en laboratoire par des chimistes. Les médicaments contre la douleur contenant de l'hydromorphone, du fentanyl ou de l'oxycodone (p. ex., Duragesic, OxyNeo, Percocet, Dilaudid) sont des exemples d'opioïdes fabriqués en laboratoire, comme le sont la méthadone et la buprénorphine.

Comment fonctionnent les opioïdes ?

LES ENDORPHINES

Notre corps produit ses propres opioïdes : les endorphines. Ce sont nos analgésiques naturels.

Le cerveau humain contient des « récepteurs de la douleur » qui nous signalent la douleur dans le corps. Par exemple, si on vous marche sur les pieds, vos récepteurs seront activés et vous allez crier « aïe ! »

Au début, la douleur est très vive, mais quelques secondes plus tard, en même temps que celui qui vous a marché sur les pieds vous présente ses excuses, vous avez déjà moins mal. Pendant que vos récepteurs de douleur vous font ressentir la douleur, ils activent vos endorphines pour la soulager. Ces endorphines « inondent » vos récepteurs de douleur. Quelques instants plus tard, la douleur au pied a plus ou moins disparu.

Les endorphines peuvent également avoir un effet positif sur votre humeur et la façon dont vous réagissez au stress. L'exercice physique est un excellent moyen de libérer des endorphines.

LES OPIOÏDES

Que se passe-t-il quand vous vous cassez un bras ? Votre corps ne produit pas assez d'endorphines pour supprimer toute la douleur que vous éprouvez. À l'intérieur de votre cerveau, un grand nombre de vos récepteurs de douleur sont encore vides, et réclament à tue-tête de recevoir un analgésique.

Dans ce genre de situation heureusement pour vous les opioïdes peuvent inonder les récepteurs de douleur, comme le font les endorphines. De plus, la puissance et le dosage des opioïdes peuvent être adaptés à l'intensité de la douleur. Même si vous vous tordez de douleur en arrivant à l'hôpital, dès que le médecin vous fait une piqûre de morphine, vous allez vous sentir mieux et relativement calme pendant qu'il vous plâtre le bras. Avant de rentrer chez vous, le médecin vous prescrira des comprimés de codéine pour calmer vos douleurs en attendant que votre bras guérisse.

Pour un grand nombre de personnes, cette situation est l'une des rares fois où elles prendront des opioïdes. Dès que leur bras va mieux et que la douleur devient supportable, elles cessent de prendre de la codéine sans plus y penser.

ACCOUTUMANCE AUX OPIOÏDES ET DÉPENDANCE

Mais que se passe-t-il quand la douleur persiste ? Quand il n'y a que les opioïdes pour soulager la douleur ? Vous serez peut-être tenté d'en prendre, et s'ils vous procurent une sensation agréable, vous en reprendrez.

Après un certain temps, votre organisme s'adaptera à la présence de l'opioïde. Vous constaterez que, si vous n'en prenez pas, vous éprouverez des malaises. Vous pourriez également constater que les opioïdes ne semblent pas être aussi efficaces qu'auparavant. C'est ce qu'on appelle une accoutumance physique. Elle se manifeste chez un grand nombre de personnes qui prennent des opioïdes pour soulager la douleur.

L'accoutumance physique n'est pas synonyme de dépendance. Vous êtes en voie de devenir dépendant si vous devez prendre une plus forte dose d'une drogue ou prendre une drogue plus puissante pour en ressentir les effets, ou encore si vous continuez d'en prendre pour éviter l'état de manque. Vous croyez être capable de vous arrêter quand vous voulez, mais à la première tentative, vous devenez obsédé par l'envie d'en reprendre. Dès lors, vous passez tout votre temps et toute votre énergie à obtenir ces drogues. Vous ne pouvez plus vous en passer.

Une dépendance aux opioïdes peut commencer de diverses façons. Certaines personnes commencent à prendre des opioïdes pour soulager la douleur. D'autres le font parce qu'elles cherchent de nouvelles expériences qui leur donneront du plaisir à chaque fois, pour l'instant du moins. D'autres encore cherchent à échapper au cercle vicieux de la pauvreté, des problèmes et de la déprime.

Une fois plongées dans ce cercle vicieux, elles continuent d'en prendre pendant longtemps, en sachant bien que c'est dangereux et que les plaisirs de la drogue sont de courte durée et artificiels. Elles savent aussi que la drogue les coupe de leur entourage et des choses qui sont importantes pour elles.

Certaines personnes réussissent à mettre un terme à leur consommation par elles-mêmes. Pour d'autres, le soutien d'un service de counseling ou d'une thérapie de groupe leur donne la force d'arrêter. D'autres encore font un pas en avant et deux en arrière. Leur état de santé, leur vie familiale, leurs finances et leurs relations peuvent sombrer dans un chaos total. Ce qu'il leur faut, c'est l'occasion de mettre de côté leur lutte contre la dépendance et de prendre le temps de faire le point sur leur vie.

C'est justement dans ces moments que le traitement par agonistes opioïdes (TAO) peut être utile.

> On ne se rend même pas compte qu'on est dans la tempête. On ne voit plus rien ni personne. On ne sait plus vers qui se tourner. On ne sait plus qui on est. C'est important pour moi d'essayer d'expliquer tout cela, car une personne qui n'a jamais été dans

cette situation aura beaucoup de mal à comprendre ce que nous vivons.

Ann, 42 ans | sous méthadone
pendant deux ans et depuis cinq ans

Avant de prendre de la méthadone, ma vie était un cycle : trouver de l'argent, trouver quelqu'un pour me fournir des comprimés, prendre le comprimé et, trois heures plus tard, décider si j'allais me droguer à nouveau ou endurer les malaises. Tout ça est très accaparant. Sans parler des activités criminelles qui s'y rattachent. J'ai commis des actes illégaux pour obtenir de l'argent. Depuis que je prends de la méthadone, ma vie a changé du tout au tout. J'ai un emploi, je ne prends pas de drogue, ma fille est revenue dans ma vie et j'ai recommencé à nouer des relations de confiance.

Shaun, 36 ans | sous méthadone
depuis quatre ans

Comment fonctionne le traitement par agonistes opioïdes ?

La méthadone et la buprénorphine remplacent les opioïdes que vous aviez l'habitude de prendre. Elles remplissent les mêmes récepteurs du cerveau que les autres opioïdes, ce qui prévient le sevrage et atténue les envies de prendre des opioïdes. S'il est vrai que la méthadone et la buprénorphine peuvent être utilisées comme analgésiques, elles sont plus connues pour leur rôle stabilisant chez les personnes ayant une dépendance aux opioïdes.

La durée d'action de plusieurs autres opioïdes, comme la morphine, l'oxycodone et l'héroïne, est courte. Cela signifie que les personnes qui ont une dépendance aux opioïdes éprouveront des symptômes de sevrage quelques heures à peine après avoir consommé ces drogues. Comme la durée d'action de la méthadone et de la buprénorphine est longue, ces substances peuvent prévenir les symptômes de sevrage pendant 24 à 36 heures. Lorsque vous prendrez une dose stable dans le cadre du TAO, vous devriez vous sentir « normalement » et être capable de vous concentrer sur les autres aspects de votre vie.

Par ailleurs, le TAO peut bloquer le « rush » associé aux autres opioïdes. Si vous prenez ces drogues, vous pourriez mourir d'une surdose sans éprouver de « rush ». Ne l'oubliez pas. Cela pourrait vous sauver la vie. Il est extrêmement dangereux de prendre d'autres opioïdes en plus de prendre de la méthadone ou de la buprénorphine.

Historique de la méthadone et du traitement par agonistes opioïdes

La méthadone a été découverte en Allemagne avant la Deuxième Guerre mondiale. Quand les troupes alliées ont coupé l'approvisionnement en morphine, l'Allemagne a été obligée de fabriquer des analgésiques à la méthadone. Après la guerre, les Américains ont saisi la formule de la méthadone.

Le but premier de la méthadone était de faciliter le sevrage dans le cadre du traitement de la dépendance aux opioïdes.

Les Drs Marie Nyswander et Vincent P. Dole ont reconnu le potentiel de la méthadone pour le traitement des personnes ayant une dépendance aux opioïdes lors d'une étude réalisée à New York dans les années 1960, à laquelle ont participé deux personnes ayant une dépendance chronique aux opioïdes et de longs antécédents criminels attribuables à leur dépendance. Les chercheurs voulaient prouver qu'à partir du moment où les participants à l'étude recevaient assez de médicament pour assouvir leurs besoins compulsifs et ne plus ressentir les effets du sevrage, ils ne commettraient plus de crimes et s'intéresseraient à autre chose.

Les chercheurs ont donc donné des doses fréquentes de morphine aux deux participants. Résultat : ces derniers ont effectivement perdu tout intérêt pour les activités criminelles et pour les autres drogues. Toutefois, à part la télévision, ils ne s'intéressaient plus à rien d'autre et passaient leur journée allongés sur le divan, à dormir ou à demander leur prochaine injection.

Nyswander et Dole pensaient avoir échoué. Ils ont utilisé la méthadone afin de diminuer progressivement les doses de morphine et sevrer les participants à l'étude. Et là, surprise ! Les participants, tout à coup éveillés, ont perdu leur intérêt pour la drogue et ont commencé à parler d'autre chose : l'un a demandé de la peinture pour se remettre à son passe-temps, l'art ; l'autre a voulu reprendre ses études. C'était exactement le résultat souhaité par les deux chercheurs ! Un bon dosage de méthadone rendait les participants équilibrés, lucides et prêts à mener une vie normale.

> *... Vous ne pouvez pas demander à des toxicomanes de penser à leur avenir professionnel et d'être raisonnables, tant que leur préoccupation majeure est d'obtenir de la drogue. Quand un toxicomane n'a plus l'obsession de se trouver de la drogue, il peut penser à autre chose. À ce moment-là, le mot « rétablissement » a du sens.*
>
> Dre Marie Nyswander[1]

---

[1]   Extrait de Nat Hentoff, *A Doctor Among the Addicts*, Rand McNally, 1968.

Le traitement par agonistes opioïdes en Ontario

En 1996, 650 clients suivaient un traitement de maintien à la méthadone en Ontario. En juillet 2015, ils étaient plus de 42 000. Cette augmentation spectaculaire est attribuable notamment à la hausse du nombre de personnes ayant une dépendance aux opioïdes sur ordonnance en Ontario. Elle s'explique également par les politiques publiques ayant pour but d'atténuer les dommages causés par l'utilisation d'opioïdes. La « réduction des méfaits », qui s'inscrit dans le cadre de cette tendance, a débouché sur la création de programmes d'échange de seringues dans les collectivités pour empêcher la propagation du VIH et d'autres maladies infectieuses.

Avant 1996, le traitement à la méthadone était disponible depuis longtemps en Ontario, mais peu de médecins étaient autorisés à le prescrire et il existait peu de cliniques spécialisées capables de l'offrir. Les candidats les plus aptes à un traitement à la méthadone qui voulaient en finir avec la drogue devaient attendre des années avant de commencer le traitement. À cause de ces retards, les usagers de drogues contractaient de graves maladies causées par le partage de seringues contaminées et mouraient de surdose en grand nombre.

Pour faire face à cette situation, les médecins et pharmaciens ont reçu de nouvelles directives de traitement des clients ayant une dépendance aux opioïdes. Le nombre de médecins en mesure de prescrire de la méthadone et le nombre de pharmaciens pouvant en fournir ont alors augmenté.

Dans certaines localités de l'Ontario, les personnes ayant une dépendance aux opioïdes peuvent se faire évaluer et commencer un TAO le jour même. La plupart des clients prennent leur dose à la pharmacie de leur quartier et consultent un médecin dans une clinique spécialisée. On espère qu'un plus grand nombre de médecins de famille offriront le traitement afin qu'il soit plus accessible à leurs patients.

Au Canada, la buprénorphine-naloxone (Suboxone) peut être prescrite pour traiter une dépendance aux opioïdes depuis 2007.

Le TAO a éliminé les hauts et les bas que je ressentais. Je prenais des médicaments contre la douleur pour soulager ma souffrance émotionnelle, j'en manquais, j'étais en sevrage et je me sentais horriblement mal. Il m'a permis de rétablir un équilibre dans ma vie et m'a aidée à stabiliser mes humeurs, ce qui m'a permis de suivre un programme de counseling afin d'apprendre à analyser mes émotions et à composer avec elles.

Jessica, 36 ans | sous méthadone
et buprénorphine depuis trois ans

J'étais déménageur. J'ai pris beaucoup de comprimés pour soulager la douleur et m'aider à travailler. J'aimais en prendre. J'ai suivi un traitement à la méthadone parce que je ne voulais pas tomber malade. Ça m'a permis de mettre fin à ma dépendance.

Paul, 57 ans | sous méthadone
depuis quatre ans

La méthadone est efficace si vous voulez vraiment changer votre vie. Quand on en prend, on peut recommencer à travailler, nouer des relations saines et devenir un membre productif de la société. Quand vous vous regardez dans le miroir le matin, vous savez que vous êtes sur la bonne voie.

Shaun, 36 ans | sous méthadone
depuis quatre ans

3
Commencer un traitement par agonistes opioïdes

3

Commencer un traitement par agonistes opioïdes

Trouver un traitement par agonistes opioïdes

J'ai passé une entrevue à la clinique et j'ai signé une entente où je m'engageais à respecter les règles et les règlements. Je pense que ça devrait aller dans les deux sens. Si j'avais su, j'aurais interviewé toutes les cliniques de ma région avant de prendre une décision. Assurez-vous de choisir la clinique qui vous convient le mieux, car elle jouera un rôle essentiel dans votre rétablissement.

Ann, 42 ans | sous méthadone
pendant deux ans et depuis cinq ans

Si vous n'avez pas déjà communiqué avec un médecin ou une clinique et si on ne vous a pas prescrit un traitement par agonistes opioïdes (TAO), voici des suggestions pour trouver un fournisseur de traitement :

- Adressez-vous d'abord à votre médecin de famille. Un grand nombre de médecins ontariens ont suivi une formation les autorisant à prescrire de la méthadone. En outre, tous les médecins sont en mesure de prescrire de la buprénorphine. Il se peut que votre médecin vous soigne lui-même ou qu'il vous aiguille vers un autre médecin ou une clinique spécialisée dans le TAO. Si vous n'avez pas de médecin ou si vous ne voulez pas le consulter, présentez-vous à une clinique sans rendez-vous pour recevoir des services d'orientation.

- Adressez-vous à un service d'aiguillage. Nombre de collectivités ontariennes offrent des services d'évaluation et d'aiguillage pour le traitement de l'alcoolisme et de la toxicomanie. Pour connaître le numéro du service le plus proche de chez vous, communiquez avec la Ligne d'aide sur la drogue et l'alcool de ConnexOntario, accessible 24 heures sur 24 au 1 800 565-8603 ou visitez le site www.drugandalcoholhelpline.ca. Si vous habitez dans une autre province, vous trouverez une liste d'autres services d'orientation à la page 117. Lorsque vous appelez le service d'aiguillage local, vous pourrez soit obtenir des services d'évaluation et d'orientation au téléphone, soit prendre rendez-vous avec un conseiller, qui pourra vous aider à choisir le traitement qui vous convient.

- En Ontario, téléphonez au service consultatif pour le public et les médecins de l'Ordre des médecins et chirurgiens de l'Ontario au 416 967-2600. Dites que vous voulez suivre un traitement à la méthadone et demandez le numéro de téléphone d'une clinique dans la collectivité qui accepte des patients. Ce service tient un registre de tous les médecins de la province autorisés à prescrire de la méthadone. Un grand nombre de médecins qui prescrivent de la méthadone prescrivent également de la buprénorphine. Il peut y avoir plusieurs fournisseurs de méthadone en milieu urbain. Toutefois, dans les petites localités et les régions éloignées, il peut y avoir un seul fournisseur de traitement à la méthadone, voire aucun. Dans ce cas, vous devrez peut-être vous déplacer ou déménager pour suivre un traitement. Il y a des fournisseurs de traitement à la buprénorphine dans certaines petites localités et régions éloignées.

Mon médecin m'a demandé comment j'allais et si j'avais pris de la drogue le mois dernier. J'étais content qu'elle me pose toutes ces questions. Elle m'a parlé pendant 20 à 30 minutes. Beaucoup de médecins se contentent de vous donner une ordonnance et un rendez-vous pour le mois prochain.

Paul, 57 ans | sous méthadone depuis quatre ans

Le médecin que je consulte est très attentionné et veut vraiment que je réussisse.

Shaun, 36 ans | sous méthadone depuis quatre ans

Évaluation

Avant de pouvoir commencer un TAO, il faut déterminer si ce traitement vous convient. Pour prendre une telle décision, votre médecin et peut-être une infirmière, un conseiller ou un responsable de la prise en charge devra apprendre à vous connaître. Ce processus s'appelle l'« évaluation ». Il permet aux fournisseurs de traitement d'obtenir les renseignements dont ils ont besoin pour commencer le traitement.

Le processus d'évaluation varie quelque peu selon la clinique ou le médecin. Cependant, en général, on évaluera le client de façon holistique. L'évaluation inclut toujours un examen physique par un médecin et une analyse d'urine pour déterminer si vous avez une dépendance aux opioïdes. L'évaluation peut également inclure une radiographie de la poitrine pour confirmer que vous ne souffrez pas de tuberculose et, avec votre permission, une analyse de sang pour dépister la présence du VIH ou de l'hépatite. On vous posera probablement des questions sur votre consommation de drogues, votre santé physique et mentale, votre foyer, votre famille et votre travail et on vous demandera si vous avez eu des démêlés avec la justice.

N'oubliez pas que votre médecin et toute autre personne qui vous poseront des questions souhaitent simplement vous donner le traitement que vous recherchez. Leur intention n'est pas de porter un jugement à votre endroit. Essayez de répondre à leurs questions aussi honnêtement que possible. L'évaluation vous permet également de connaître les personnes qui vous prodigueront des soins. N'hésitez pas à leur poser des questions. Demandez-leur des renseignements sur les tests qu'elles vous font subir. Posez des questions sur les autres services disponibles, à part le TAO. Obtenez tous les renseignements dont vous aurez besoin pour prendre des décisions concernant votre traitement.

> *C'est normal dans cette situation d'être réticent à se confier, mais j'ai décidé d'être aussi ouvert que possible afin de tirer parti de l'expertise médicale. Les personnes qui me traitaient travaillaient pour moi. Elles ne se contentaient pas de me fournir des médicaments.*
>
> Glen, 59 ans | sous méthadone depuis 15 ans

La méthadone est le traitement par agonistes le plus courant. Toutefois, un nombre croissant de personnes optent pour la buprénorphine. Le choix du médicament dépend de votre état de santé, de vos antécédents médicaux, de votre âge, de l'endroit où vous habitez et de vos préférences personnelles. Cette décision doit reposer sur les résultats de votre évaluation et être prise en collaboration avec votre médecin. Le tableau 1 dresse une liste des différences importantes entre la méthadone et la buprénorphine.

L'évaluation sert de « fiche médicale » : elle indique votre état au début du TAO. Vous serez évalué à nouveau à différentes étapes du traitement. Ces nouvelles évaluations vous permettront, à vous et à votre médecin, de connaître vos progrès. Chaque fournisseur exige des renseignements différents. L'évaluation dure au moins une heure et parfois presque toute la journée.

La période d'attente avant la décision du fournisseur et le début du traitement varie. À certains endroits, il se peut que vous commenciez le traitement le jour de votre évaluation. Ailleurs, particulièrement dans les petites localités, il peut y avoir une liste d'attente. Renseignez-vous sur la durée du processus.

TABLEAU 1 : COMPARAISON DE LA MÉTHADONE ET DE LA BUPRÉNORPHINE

	Méthadone	Buprénorphine
Efficacité	Aide à cesser de prendre des opioïdes illicites, et améliore l'humeur et la qualité de vie. Il peut s'écouler plusieurs semaines avant que le médicament atteigne son efficacité maximale.	Tout aussi efficace que la méthadone. L'efficacité de chaque médicament peut varier d'une personne à une autre. Il faut un jour ou deux pour que le médicament atteigne son efficacité maximale.

	Méthadone	Buprénorphine
Disponibilité	Un médecin doit suivre une formation pour prescrire de la méthadone. Les cliniques spécialisées dans le traitement de la dépendance aux opioïdes sont le meilleur endroit où se procurer la méthadone.	Tous les médecins ontariens peuvent prescrire de la buprénorphine, mais ils ne le font pas tous.
Sécurité	La méthadone est un agoniste opioïde complet pouvant affecter la partie du cerveau qui contrôle la respiration, ce qui peut entraîner le ralentissement ou l'arrêt de la respiration. Les personnes qui prennent de la méthadone sur ordonnance risquent beaucoup plus de faire une surdose que celles qui prennent de la buprénorphine sur ordonnance. La méthadone peut causer une arythmie cardiaque (allongement de l'intervalle QT), surtout si la dose est élevée ou si elle est combinée à d'autres médicaments ou drogues. La méthadone interagit avec d'autres médicaments.	La buprénorphine est un agoniste opioïde partiel qui affecte peu la partie du cerveau qui contrôle la respiration. Le risque d'arythmie cardiaque est plus faible. La buprénorphine interagit moins avec d'autres médicaments que la méthadone.
Début du traitement	Dans bien des cas, on peut commencer à prendre de la méthadone 24 heures après avoir cessé de prendre d'autres opioïdes.	Il faut avoir cessé de prendre d'autres opioïdes entre 12 heures et trois jours avant de commencer le traitement.
Administration	Sous forme de boisson	Sous forme de comprimé absorbé sous la langue

Effets secondaires	Sédation, carie dentaire (causée par l'assèchement de la bouche), baisse du désir sexuel, transpiration et gain de poids	Mêmes effets secondaires que ceux de la méthadone, mais beaucoup moins intenses
Mode de vie	Il faut se rendre souvent à la pharmacie ou à la clinique, ce qui restreint les possibilités de déplacements et de voyage.	Mêmes contraintes que pour la méthadone, mais, par rapport aux personnes qui prennent de la méthadone, les personnes qui obtiennent rapidement de bons résultats grâce à la buprénorphine pourraient recevoir plus rapidement des doses à emporter et en recevoir pour une plus longue période.

Entente de consentement et de traitement

Vous avez passé les tests et répondu à toutes les questions et on a déterminé que vous étiez prêt à commencer le TAO. On pourrait ensuite vous demander de signer deux contrats, souvent appelés « ententes de traitement », un avec votre médecin et l'autre avec votre pharmacien. Ces ententes précisent que vous consentez au traitement et que vous vous engagez à vous procurer les médicaments nécessaires uniquement auprès d'un médecin et d'un pharmacien. Elles précisent également les règlements à respecter et les attentes des fournisseurs de traitement.

L'entente de traitement définit les politiques concernant le prélèvement d'échantillons d'urine, l'utilisation de drogues, les pièces d'identité avec photo, les doses à emporter chez soi, les menaces, les comportements violents ou criminels et les conséquences du non-respect des règlements. En vertu de l'entente, si vous êtes intoxiqué lorsque vous vous présentez à la clinique ou à la pharmacie, vous ne recevrez pas votre dose et on vous demandera de consulter votre médecin avant de recevoir la prochaine dose. (C'est une précaution, car, si elles sont mélangées à d'autres drogues, la méthadone et la buprénorphine peuvent être mortelles.) L'entente devrait également préciser vos droits, y compris le droit à la confidentialité des renseignements.

Première dose et début du traitement

Pour commencer à prendre de la buprénorphine, vous devez cesser de consommer d'autres opioïdes pendant une période allant de douze heures à trois jours. Cela dépend de l'opioïde que vous prenez. La buprénorphine peut sembler moins efficace que l'opioïde que vous avez l'habitude de prendre, mais elle peut remplacer les opioïdes plus puissants qui se sont fixés aux récepteurs de votre cerveau. S'il ne s'est pas écoulé assez de temps entre le moment où vous avez cessé de prendre d'autres opioïdes et celui où vous commencez à prendre de la buprénorphine, vous pourriez éprouver des symptômes de sevrage intenses. C'est pour cette raison que votre médecin vous demandera d'attendre que vous commenciez à être en manque de l'opioïde initial avant de commencer à prendre de la buprénorphine. Lorsqu'elle est administrée au bon moment, la buprénorphine soulage les symptômes de sevrage.

Pour des raisons de sécurité, votre première dose de méthadone sera de 5 à 30 mg par jour. Si vous prenez de la buprénorphine, votre dose sera de 1 à 4 mg. Dans les deux cas, il s'agit d'une dose faible ou modérée.

Au début du traitement, on s'efforce de trouver la dose qui vous convient. Chaque personne réagit différemment au traitement. Il est important de faire part à votre médecin de tout symptôme que vous éprouvez comme une forte envie de prendre de la drogue, des douleurs ou une somnolence afin qu'il puisse modifier votre dose. Il peut être dangereux de prendre de l'alcool ou d'autres drogues au début du traitement. De plus, il sera alors plus difficile de trouver la bonne dose.

Certains clients hésitent parfois à augmenter leur dose en début de traitement. Cette décision peut provoquer un état de manque constant et la consommation continue d'opioïdes. Inversement, d'autres clients demandent qu'on augmente leur dose parce qu'ils veulent que le TAO leur procure les effets agréables de l'opioïde qu'ils prenaient. Ils seront déçus d'apprendre qu'une dose plus élevée de méthadone ou de buprénorphine ne leur procurera pas de « rush ». Elle ne fera qu'intensifier les effets secondaires comme la somnolence et la constipation. N'oubliez pas que la dose importe peu. Ce qui compte, ce sont les résultats qu'elle vous permet d'obtenir.

Si vous prenez de la méthadone, on modifiera votre dose tous les trois jours. Il peut s'écouler une semaine ou plus avant que vous ne ressentiez tous les effets de l'augmentation de la dose. Il faut de deux à six semaines pour trouver la bonne dose.

Si vous prenez de la buprénorphine, vous recevrez probablement quelques doses le premier jour et devrez rester sous observation à la clinique entre la prise des doses. Le deuxième ou le troisième jour du traitement, la buprénorphine devrait soulager vos symptômes de sevrage pendant 24 heures.

Vous pourriez être somnolent pendant qu'on corrigera votre dose. Vous devez donc éviter de conduire et de vous livrer à toute autre activité où vous devez vous concentrer.

Sécurité et moyens d'éviter une surdose

Des directives et des protocoles stricts ont été élaborés pour les professionnels de la santé qui prescrivent de la méthadone et de la buprénorphine aux fins d'un TAO. Ces médicaments ont fait l'objet de recherches poussées pour veiller à ce qu'ils soient utilisés en toute sécurité. Cela dit, tous les opioïdes comportent un risque de surdose. Les personnes qui en prennent doivent connaître ces risques et les moyens de les éviter. Elles doivent également connaître les signes d'une surdose et les mesures à prendre dans ce cas.

Le risque de surdose est particulièrement élevé :
• au début du traitement ;
• si vous cessez de prendre des opioïdes pendant un certain temps, puis recommencez à en prendre.

Le risque de surdose est le plus élevé au cours des deux premières semaines du traitement, car la méthadone et la buprénorphine sont des médicaments à action lente et prolongée. Cela signifie que le médicament s'accumule lentement dans le sang et demeure actif pendant longtemps. La faible dose que vous prenez le troisième jour sera plus efficace que celle que vous avez prise le premier jour, même si elle est identique, car les effets de cette première dose se font toujours sentir.

Le risque de surdose de tout opioïde est particulièrement élevé si vous recommencez à prendre de la drogue après une période d'abstinence, car votre tolérance aux opioïdes sera moindre. Par conséquent, votre dose habituelle pourrait désormais être mortelle. Si vous ne prenez pas votre dose de médicament, dites-le à votre médecin ou à votre pharmacien, surtout si cela se produit pendant plusieurs jours.

Que vous en soyez au début du traitement ou que vous preniez de la méthadone depuis longtemps, il peut être dangereux de prendre une dose plus élevée si votre organisme n'y est pas habitué, même si cette dose est à peine plus forte.

Le risque de surdose associé à la buprénorphine est plus faible en raison de l'effet de plafonnement de ce médicament. Cela signifie que, après un certain temps, une dose plus élevée n'a pas d'effet plus prononcé.

Les mesures suivantes vous éviteront une surdose :
- Prenez votre dose le matin.
- Consultez votre médecin deux fois par semaine pendant les deux premières semaines du traitement.
- Ne prenez pas de benzodiazépines (p. ex., Ativan, Valium, Rivotril), d'alcool, ni d'autres médicaments ayant un effet sédatif (p. ex., les relaxants musculaires, Gravol, Sleepeze). Si vous consommez de l'alcool ou d'autres drogues, ou prenez des médicaments, dites à votre médecin ou pharmacien ce que vous prenez, en quelle quantité et à quel moment.
- Prenez uniquement les médicaments prescrits ou approuvés par le médecin qui vous administre le TAO. Certains médicaments, comme des antibiotiques et des antifongiques, interagissent avec la méthadone ou accroissent la somnolence. Dites à ce médecin tout ce que vous prenez.
- Discutez de votre traitement avec un ami intime ou un membre de votre famille. Dites-lui que si vous montrez des signes d'une surdose, vous devez être soigné immédiatement[2].

---

2 Adapté du Programme ontarien de distribution des ressources pour la réduction des méfaits : www.ohrdp.ca/fr/prevention-des-surdoses-dopiaces/.

Reconnaître les signes de surdose et y faire face

Tous les opioïdes sont dangereux si la dose est supérieure à celle à laquelle l'organisme est habitué. Parmi les facteurs pouvant accroître le risque de surdose, citons le type d'opioïde, l'âge de la personne et son état de santé. Lors d'une surdose, les capacités mentales et la respiration ralentissent et le sang est privé d'oxygène. Les signes précurseurs d'une surdose comprennent les suivants :
• trouble de coordination et manque d'équilibre ;
• trouble de l'élocution ;
• somnolence tout au long de la journée ;
• trous de mémoire, émotivité et sautes d'humeur.

Si vous présentez l'un ou l'autre de ces signes, il se peut que votre dose soit trop élevée. Dans ce cas, consultez votre médecin ou rendez-vous au service d'urgence dans les plus brefs délais.

Les signes marqués d'une surdose comprennent les suivants :
• lèvres et doigts bleutés ;
• pupilles toute petites ;
• impossibilité de réveiller la personne ;
• ronflements ou gargouillis bruyants ;
• respiration lente, haletante ou interrompue.

Tout signe d'une surdose doit être considéré comme une urgence médicale. Mettez la personne sur le côté dans la position de rétablissement (ci-dessous) et composez le 911[3].

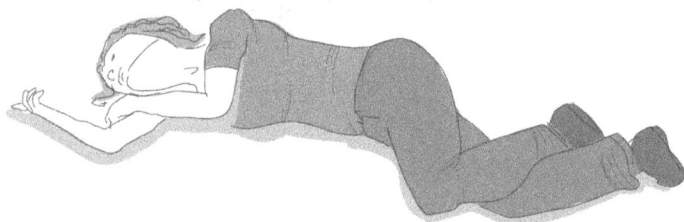

3 Adapté des documents du programme POINT (Preventing Overdose in Toronto) : www.cpso.on.ca/uploadedFiles/members/Meth-conf-POINT-PP.pdf.

NALOXONE

La naloxone est un médicament qui peut atténuer les effets d'une surdose en attendant l'arrivée du personnel médical. Elle est offerte sous forme d'injection et de vaporisateur nasal. Les personnes qui prennent des opioïdes devraient toutes avoir de la naloxone à portée de la main afin que leurs amis ou les membres de leur famille puissent l'administrer lors d'une situation d'urgence. Demandez à votre médecin, à votre pharmacien ou au bureau de santé publique où vous pouvez vous en procurer.

Dose « stable »

Vous savez que vous prenez la bonne dose lorsque vous atteignez un équilibre et que les symptômes de sevrage, l'état de manque et les effets secondaires sont minimes. Une fois votre dose bien ajustée, vous devriez avoir plus d'énergie, avoir les idées plus claires et être capable de vous acquitter de vos responsabilités et de vous livrer aux activités qui vous intéressent.

Ne comparez jamais votre dose à celle d'une autre personne. Celle qui vous a été recommandée est peut-être trop puissante ou trop faible pour quelqu'un d'autre. Chaque personne a son propre métabolisme et son propre niveau de tolérance à ce médicament. Votre dose sera ajustée selon vos circonstances personnelles.

Prenez votre dose tous les jours à la même heure afin de stabiliser le niveau d'opioïdes dans le corps ; vous vous sentirez ainsi dans un état « normal ».

Chose rare, certaines personnes métabolisent la méthadone plus rapidement et ressentent des symptômes de sevrage bien avant l'heure de leur prochaine dose. En général, une augmentation de la dose quotidienne permettra de résoudre ce problème. Cependant, dans certains cas, il faudra prescrire une « dose fractionnée » : deux demi-doses prises à 12 heures d'intervalle au lieu d'une seule dose par jour. Si vous pensez que votre dose de méthadone « s'épuise » trop rapidement et avez besoin d'une dose fraction-née, demandez à votre médecin de tester les niveaux de métha-done dans votre sang durant la journée.

> *Il ne faut pas perdre espoir ni abandonner la partie.*
> *Après avoir surmonté le premier obstacle, il est plus*
> *facile de surmonter les autres. Après un certain*
> *temps, il n'y aura rien à votre épreuve.*
>
> Ann, 42 ans | sous méthadone
> pendant deux ans et depuis cinq ans

Coût

Il en coûte de 8 $ à 20 $ par jour pour suivre un TAO. Le coût dépend de la dose et de la clinique ou de la pharmacie. Une partie ou la totalité des coûts du traitement peut être prise en charge par le Programme de médicaments de l'Ontario, si vous y êtes admis-sible, ou par l'assurance-médicaments offerte par votre employeur ou celle d'un membre de votre famille, le cas échéant. Certains col-lèges et universités offrent également une assurance-médicaments à leurs étudiants.

Le Programme de médicaments de l'Ontario s'adresse aux per-sonnes qui :
• reçoivent des prestations d'aide sociale (programme Ontario au travail) ;
• ont un handicap (Programme ontarien de soutien aux personnes handicapées) ;

- ont un faible revenu (Programme de médicaments Trillium) ;
- ont 65 ans et plus.

La buprénorphine est considérée comme un médicament à accès limité en Ontario. On s'efforce actuellement de lui donner le même statut que la méthadone. Cela signifie que la buprénorphine est couverte par le Programme de médicaments de l'Ontario uniquement lorsqu'un traitement à la méthadone est contre-indiqué pour des raisons médicales ou lorsqu'elle n'est pas disponible là où le patient habite. Demandez à votre médecin si les coûts du traitement peuvent être pris en charge.

Si vous demandez la prise en charge des coûts du traitement, la compagnie d'assurance n'informera pas votre employeur ni qui que ce soit d'autre que vous suivez un TAO. Ça ne concerne que vous. Ces renseignements sont confidentiels.

Le TAO peut entraîner des coûts de déplacement. En effet, selon l'endroit où vous habitez, il peut être coûteux de vous rendre à la clinique ou à la pharmacie et de rentrer à la maison. Si vous recevez des prestations du programme Ontario au travail ou du Programme ontarien de soutien aux personnes handicapées, demandez à votre travailleur social si on peut vous aider à payer ces coûts. Il est important d'en tenir compte.

Parlez à votre conseiller pour obtenir de plus amples renseignements sur les possibilités d'aide financière.

Échantillons d'urine

Lorsque vous suivez un TAO, on vous demandera régulièrement un échantillon d'urine et on testera la présence de drogues et de médicaments comme les opioïdes, la cocaïne, la marijuana, les amphétamines, les benzodiazépines et les barbituriques. Certaines cliniques voudront vous « observer », souvent à l'aide d'une caméra, lorsque vous donnerez votre échantillon d'urine. On veut simplement s'assurer que l'échantillon d'urine est bien le vôtre.

Votre première analyse d'urine fera partie du processus d'évaluation. Cet échantillon permettra de confirmer votre dépendance aux opioïdes.

Au début du TAO, on vous demandera probablement de fournir des échantillons d'urine au moins une ou deux fois par semaine pendant les six premiers mois, ou jusqu'à ce que vous ayez droit au nombre maximal de doses à emporter. Après quoi, si vos analyses sont négatives (aucune trace de drogue), la fréquence de ces analyses pourra être réduite. Après environ une année de tests négatifs, on vous demandera peut-être de fournir un échantillon une ou deux fois par mois. La plupart du temps, les échantillons seront demandés au hasard. La fréquence des analyses d'urine peut varier selon votre fournisseur de services.

Les analyses d'urine visent également à vérifier la présence de méthadone ou de buprénorphine dans votre organisme et à confirmer que c'est bien vous qui prenez la dose du médicament et personne d'autre. N'oubliez jamais que ce qui est une dose de maintien pour vous peut être une surdose pour quelqu'un d'autre. Vous développez une tolérance à ces médicaments, car vous en prenez tous les jours.

Les fournisseurs examinent les résultats des analyses d'urine pour déceler si vous êtes toujours aux prises avec la consommation de drogues ou suivre les progrès réalisés dans le cadre du traitement. Pour certains clients, les résultats négatifs confirment qu'ils sont bien capables de se désaccoutumer et renforcent leur détermination. Les analyses d'urine positives préviennent les fournisseurs que vous prenez de la drogue et leur permettent d'assurer votre sécurité ou de vous offrir plus de soutien émotionnel. Certains fournisseurs s'attendent à ce que leurs clients ne prennent pas du tout de drogue ; d'autres sont plus tolérants. Les analyses d'urine positives risquent de repousser la date à partir de laquelle vous pourrez emporter des doses à la maison. En outre, on vous demandera probablement de fournir des échantillons d'urine plus souvent.

Si votre analyse d'urine est positive et que vous n'avez pas consommé de drogue, vous pouvez demander qu'on fasse une nouvelle analyse. Il arrive que les laboratoires commettent des erreurs. C'est rare, mais votre analyse d'urine peut montrer la présence d'opioïdes après que vous ayez mangé un bagel aux graines de pavot. Il vous incombe de vous assurer que vos analyses sont négatives. Ne mangez donc que des bagels aux graines de sésame.

Pharmacies dans la collectivité

Dans un grand nombre de pharmacies de quartier, y compris certaines grandes chaînes, des pharmaciens ont suivi une formation spécialisée leur permettant de prescrire les médicaments utilisés pour le TAO en Ontario.

Certains clients préféreront peut-être aller chercher leur dose à la pharmacie parce que c'est plus commode ou pour réduire le contact avec d'autres clients suivant le même traitement. Lorsque vous allez chercher votre dose à la pharmacie locale, vous devrez attendre comme tout le monde. Si vous craignez que vos voisins ne vous voient ou qu'ils apprennent la raison de votre présence, sachez que le pharmacien est un professionnel qui sera discret.

Si vous voulez aller chercher votre dose à la pharmacie locale, appelez votre pharmacien ou passez le voir et demandez-lui s'il garde en stock des doses de méthadone ou de buprénorphine ou s'il pourrait en commander pour vous. Les pharmaciens qui vendent de la méthadone ou de la buprénorphine offrent un service essentiel. Exprimez-leur votre gratitude.

Si vous avez du mal à trouver une pharmacie qui vend de la méthadone dans votre collectivité, parlez-en au personnel de la pharmacie où vous achetez vos médicaments. Il pourra vous aider.

> *J'ai trouvé une pharmacie fantastique. Les employés sont incroyables. Ils me traitent comme si je suivais un traitement pour une maladie ordinaire. Ils respectent ma vie privée et m'amènent dans une salle à part pour me donner mes médicaments s'il y a beaucoup de clients à proximité.*
>
> Jessica, 36 ans | sous méthadone et buprénorphine depuis trois ans

Passer de la méthadone à la buprénorphine ou vice versa

Si vous prenez une dose stable de méthadone ou de buprénorphine et que le traitement se déroule bien, vous ne sentirez probablement pas le besoin de changer de médicament. Toutefois, si vous avez du mal à composer avec les effets secondaires de la méthadone, par exemple, ou si la buprénorphine ne s'avère pas efficace, vous voudrez peut-être demander à votre médecin de changer de médicament.

Vous pouvez passer de la buprénorphine à la méthadone 24 heures après avoir pris votre dernière dose de buprénorphine, sans interrompre votre traitement et sans éprouver de symptôme de sevrage. Toutefois, si vous voulez passer de la méthadone à la buprénorphine, vous devrez réduire graduellement votre dose de méthadone et interrompre le TAO pendant quelques jours le temps d'éliminer la méthadone de votre organisme. Vous devez être en sevrage ou ne pas avoir d'autres opioïdes dans votre organisme avant de commencer à prendre de la buprénorphine. Vous devrez donc vous y préparer. Toutefois, selon l'expérience que vous avez eue avec la méthadone, cela pourrait en valoir le coup.

> J'ai dû attendre cinq jours avant que la méthadone n'ait été éliminée de mon corps et que je puisse prendre du Suboxone [buprénorphine]. Au centre de désintoxication, on m'a donné des comprimés pour éliminer les symptômes de sevrage. Ça n'a pas été aussi désagréable que je le croyais. Quelques douleurs dans les jambes, un peu d'anxiété. J'ai été quelque peu en état de manque et légèrement déprimé, mais on m'a donné un comprimé toutes les quatre heures. Après cinq jours, on m'a donné 2 mg de Suboxone. Une demi-heure plus tard, on m'a donné encore 2 mg puis, une demi-heure après ça, une autre dose de 2 mg. Tout a bien fonctionné.
>
> Andy, 33 ans | sous méthadone, pendant un an et sous buprénorphine depuis un mois

Confidentialité

Comprendre vos droits en matière de confidentialité du traitement peut vous permettre de vous détendre et de parler ouvertement à votre médecin ou à votre conseiller. Il faut que vous réalisiez que l'on ne dira à personne que vous suivez un traitement et que l'on ne répétera à personne ce que vous direz aux employés du programme de traitement, sauf dans les circonstances suivantes :

- Les membres d'une équipe de traitement partagent souvent les renseignements sur un client et en discutent entre eux ; par exemple, votre médecin et votre conseiller.
- Lorsque vous donnez votre consentement par écrit. Par exemple, si vous souhaitez changer de médecin ou de clinique et demandez que l'on transfère votre dossier.
- Si vos paroles ou votre comportement laissent croire à votre médecin ou à votre conseiller que vous présentez un danger pour autrui ou pour vous-même, la loi exige qu'il en informe les autorités pour assurer la sécurité et protéger la vie des personnes concernées. Tout incident de violence faite aux enfants ou de négligence envers les enfants, réelle ou soupçonnée, doit être signalé à la police ou aux organismes de protection de l'enfance. De plus, la loi oblige votre médecin à signaler tout trouble de santé pouvant nuire à votre capacité de conduire.
- Si un tribunal exige que vos dossiers de traitement soient soumis comme preuves.

Si votre traitement est une condition imposée par les tribunaux, une condition de probation ou de libération conditionnelle ou vous permet de conserver la garde de votre enfant, on vous demandera peut-être de signer un formulaire de renonciation à une partie de vos droits à la confidentialité.

Tous les tests de dépistage du VIH et de toute autre maladie transmissible sont confidentiels. Si vos tests sont positifs, ces renseignements seront toutefois partagés avec le service de la santé publique et il faudra informer vos partenaires sexuels et ceux avec lesquels vous partagez une seringue qu'ils ont été exposés à la maladie. Vous pourrez poser des questions à ce sujet lorsqu'on fera les analyses.

Discutez des exceptions à la confidentialité avec votre médecin ou votre conseiller au début du traitement. Cela est très important si vous avez des enfants. Il est possible qu'on supprime votre droit à la confidentialité si on pense que les enfants courent un risque. Le niveau de risque n'est pas toujours interprété de la même façon. Certains fournisseurs considèrent que toute preuve d'utilisation de drogues illicites signifie que les enfants sont en danger. Vous vous sentirez beaucoup plus à l'aise si vous savez comment votre fournisseur de traitement interprète les niveaux de risque.

4
Vivre avec le traitement par agonistes opioïdes

4
Vivre avec le traitement par agonistes opioïdes

Préjugés

Compte tenu du nombre croissant de personnes qui suivent un traitement par agonistes opioïdes (TAO) et de la reconnaissance de la dépendance aux opioïdes en tant que problème médical, il est frustrant de constater que les personnes qui suivent ce traitement font toujours l'objet de préjugés. On ne se moquerait pas d'une personne diabétique qui prend de l'insuline. Pourtant, on considère souvent le fait de suivre un TAO comme un signe de faiblesse ou un défaut de caractère.

Les préjugés existent, certes, mais vous ne devez pas vous laisser abattre. Si une personne est condescendante à votre endroit parce que vous suivez un traitement, vous pouvez n'en tenir aucun compte ou la sensibiliser à votre situation. S'il s'agit d'un être cher ou si cette personne risque de rabaisser les personnes qui se trouvent dans votre situation, la meilleure chose à faire est de l'aider à comprendre ce que vous vivez.

Il y a de nombreux préjugés entourant les personnes qui prennent de la méthadone. Les raisons de prendre de la méthadone varient d'une personne à une autre. Chacun doit être traité comme un individu. Il ne faut pas mettre tout le monde dans le même bain. Les préjugés n'aident personne, encore moins les personnes qui font tout ce qu'elles peuvent pour s'en sortir. Mieux les gens seront informés, plus les choses s'amélioreront.

Ann, 42 ans | sous méthadone
pendant deux ans et depuis cinq ans

Mes parents croyaient que je remplaçais l'héroïne par une drogue légale moins coûteuse ; qu'au lieu d'insérer une aiguille dans mon bras, je buvais ma dose. Je les ai aidés à comprendre ma situation et, maintenant, ils m'appuient à 100 pour 100.

Brett, 50 ans | sous méthadone depuis un an

Pour suivre un TAO avec succès, il faut admettre que la dépendance ne nous définit pas. Nous devons défendre nos intérêts et sensibiliser toute personne qui ne nous respecte pas parce que nous suivons un TAO.

Jessica, 36 ans | sous méthadone
et buprénorphine depuis trois ans

Doses à emporter

Selon les directives actuelles, les personnes qui commencent à prendre de la méthadone doivent se rendre à la clinique ou à la pharmacie tous les jours pour prendre leur dose sous observation pendant au moins les deux premiers mois de traitement. Les mêmes règles s'appliquent aux personnes qui prennent de la buprénorphine bien que, dans certains cas, ces personnes puissent être autorisées à emporter leurs doses plus tôt. Le contact quotidien durant cette période initiale permettra au personnel d'observer les progrès du traitement. Le personnel déterminera si la dose est trop faible ou trop forte, si vous ressentez des effets secondaires et si vous prenez des drogues.

Après deux mois, on pourrait vous autoriser à emporter vos doses chez vous. Au début, on vous remettra une dose à emporter par semaine. Toutes les quatre semaines, vous recevrez une dose supplémentaire à emporter jusqu'à ce que vous receviez le nombre maximal de six doses à emporter par semaine. Ce rythme peut être modifié légèrement selon votre situation, le médicament que vous prenez (méthadone ou buprénorphine) et vos fournisseurs de services.

Les doses à emporter chez soi vous seront remises si vous faites des progrès et si vous êtes prêt à assumer la responsabilité de l'utilisation et de l'entreposage sécuritaires des doses. Pour recevoir ces doses, il faut que les résultats d'un certain nombre d'analyses de votre urine soient négatifs.

On vous demandera probablement de signer un document indiquant que vous assumez la responsabilité de l'entreposage sécuritaire de vos doses et que vous comprenez que ces doses sont pour vous uniquement. Ce privilège pourra être retiré si vous ne respectez pas les conditions de l'entente ou si votre analyse d'urine est positive.

Avant de pouvoir emporter les doses chez vous, vous devrez accepter de rapporter tous les flacons, pleins ou vides, à la clinique ou à la pharmacie, à tout moment, si on vous le demande. Certaines cliniques et pharmacies exigent que vous rapportiez tous les contenants vides des doses à emporter. Vous devrez également accepter de fournir un échantillon d'urine, si on vous le demande. Si vous donnez ou vendez des doses, vous risquez des poursuites criminelles et on pourra suspendre vos privilèges.

Vous devez venir chercher vos doses à la clinique ou à la pharmacie. Il n'y a pas de service de livraison à domicile.

SÉCURITÉ ET ENTREPOSAGE

Votre dose de maintien de méthadone ou de buprénorphine peut être nocive, voire mortelle, pour toute personne qui n'a pas développé une tolérance à ces médicaments. Un jeune enfant pourrait prendre votre dose pour du jus, la boire et en mourir. Ne transférez jamais votre dose dans un contenant dont le contenu peut porter à confusion. Vous êtes responsable de l'entreposage sécuritaire de vos doses et on vous tiendra responsable si une autre personne les boit.

Les doses à emporter chez soi sont en général entreposées dans des flacons à l'épreuve des enfants. Vous devez les garder dans une boîte fermée à clé, comme celles qui servent à garder des hameçons ou de l'argent. Ces boîtes sont vendues dans certaines pharmacies.

Nous vous recommandons de garder vos doses de méthadone au réfrigérateur.

DOSES PERDUES OU VOLÉES

Les doses qui sont perdues ou volées ne peuvent pas être remplacées ; il faut le signaler à la police pour qu'elle puisse alerter le public et prévenir tout danger. La perte ou le vol de doses peut entraîner le retrait de vos privilèges, ce qui signifie que vous devrez vous rendre à la clinique ou à la pharmacie tous les jours pour les prendre. C'est à vous d'assurer l'entreposage sécuritaire des doses emportées chez vous.

Lorsque vous ne pouvez pas vous rendre à la clinique ou à la pharmacie

Il vous arrivera de ne pas pouvoir vous rendre à la clinique ou à la pharmacie. Il est important de ne pas interrompre votre traitement dans les cas suivants :

• voyage ;
• maladie ;
• accident ;
• hospitalisation ;
• arrestation.

En général, vous ne manquerez pas de prendre votre dose si vous suivez les directives ci-dessous :

• Certaines cliniques vous remettront une pièce d'identité avec photo si vous suivez un TAO. Gardez-la sur vous en tout temps pour qu'on sache que vous suivez ce traitement.

• Gardez le numéro de téléphone de votre clinique, pharmacie ou médecin dans votre portefeuille. En cas d'hospitalisation ou d'arrestation, on s'assurera que vous recevez la bonne dose en communiquant avec votre médecin ou votre pharmacien.

• Envisagez la possibilité de porter un bracelet Medic Alert pour indiquer que vous suivez un TAO. Portez toujours ce bracelet. En cas d'accident, il vous permettra d'obtenir les bons médicaments.

VOYAGE À L'INTÉRIEUR DU CANADA OU À L'ÉTRANGER

Les voyages demandent un peu d'organisation et de planification. Cependant, si vous voulez voyager, vous pouvez choisir des destinations lointaines sans vous passer de votre méthadone ou de votre buprénorphine. Vous pourriez obtenir une « dose d'invité » dans une autre pharmacie, dans une autre ville ou dans une autre province, et même dans un autre pays. Lorsque vous planifiez un voyage, parlez-en à votre médecin longtemps à l'avance. Si vous êtes autorisé à emporter des doses à la maison et que vous n'avez pas consommé de drogue depuis plusieurs mois, votre médecin pourrait vous remettre des doses à emporter pour un voyage d'affaires ou d'agrément couvrant une période maximale de deux à quatre semaines. De plus, il pourra vous aider à obtenir une dose d'invité.

Si vous avez le droit d'emporter des doses chez vous, et si vous souhaitez faire un voyage aux États-Unis, suivez les directives suivantes du service des douanes de ce pays :

- Déclarez tous vos médicaments.
- Assurez-vous que la pharmacie a bien indiqué votre nom et la posologie (directives) sur les flacons contenant vos doses.
- Apportez seulement les doses dont vous avez besoin pour votre usage personnel pendant votre séjour aux États-Unis.
- Ayez en votre possession une lettre de votre médecin ou de votre clinique expliquant votre traitement et votre dose. Assurez-vous que la lettre contient un numéro de téléphone qui permet d'en confirmer le contenu.

La méthadone et la buprénorphine sont des médicaments que l'on peut prescrire dans de nombreux pays. Le site Web INDRO (http://indro-online.de/travel.htm) fournit des renseignements sur les règlements en vigueur dans plus de 150 pays que doivent respecter les personnes qui suivent un traitement de substitution médicamenteuse. Le site affiche, pour certains pays, les noms des fournisseurs de méthadone et de buprénorphine et celui des personnes-ressources au service des douanes. Assurez-vous que les renseignements sont à jour. Si vous n'avez pas accès à Internet, votre pharmacien vous aidera à trouver le statut légal et la disponibilité de la méthadone ou de la buprénorphine dans le pays où vous souhaitez vous rendre.

MALADIE

Si vous êtes trop malade pour vous rendre à la pharmacie pour aller chercher votre dose, prévenez votre pharmacien. Dans des circonstances exceptionnelles, votre pharmacien pourra peut-être vous livrer votre dose et vous observer pendant que vous la prenez.

HÔPITAL

En cas d'admission à l'hôpital, qu'il s'agisse d'une visite prévue ou d'une urgence, il est extrêmement important que le personnel sache que vous suivez un TAO. C'est essentiel non seulement pour qu'on puisse vous administrer votre dose, mais également parce que certains médicaments peuvent être dangereux s'ils sont combinés à la méthadone ou à la buprénorphine. Encouragez le personnel de l'hôpital à discuter de votre dose et de vos soins avec le médecin qui assure le suivi de votre TAO. Si possible, faites-vous accompagner par une personne qui peut fournir ces renseignements au personnel de l'hôpital. Les travailleurs de la santé ne savent pas tous en quoi consiste le TAO et cette personne pourrait vous accorder un soutien très utile.

> *Lorsque j'ai eu mon accident vasculaire cérébral, ma conseillère m'a rendu visite à l'hôpital. Elle a organisé mon traitement à la méthadone sur-le-champ. Elle est venue me voir trois ou quatre fois au centre de réadaptation et m'a accompagnée aux rendez-vous d'évaluation de mes capacités. C'était super !*
>
> Ruth, 64 ans | sous méthadone
> depuis 22 ans

*Je suis allée au service d'urgence parce que je souf-
frais d'une migraine. J'ai dit aux employés que je
suivais un TAO et ils ont supposé que j'étais là pour
avoir une dose de drogue. J'ai été très mal traitée.
C'est surtout dans le secteur de la santé que j'ai été
victime de préjugés.*

Jessica, 36 ans | sous méthadone
et buprénorphine depuis trois ans

ARRESTATION / INCARCÉRATION

Si vous êtes incarcéré dans une prison fédérale ou provinciale
en Ontario, vous devriez pouvoir poursuivre votre traitement en
prison, pourvu qu'il soit approprié. Les gouvernements provincial
et fédéral s'efforcent d'offrir un TAO à toutes les personnes qui en
suivaient un avant qu'elles ne commencent à purger leur peine.
Selon des personnes qui suivent un traitement à la méthadone et
qui ont été incarcérées, il peut s'écouler quelques jours avant de
recevoir la première dose. Si vous avez de la difficulté à poursuivre
votre TAO, contactez votre médecin ou la clinique qui prescrit vos
médicaments et demandez-lui de défendre vos intérêts. Les médecins qui soignent les prisonniers en Ontario peuvent soit prescrire
de la méthadone, soit prendre les dispositions nécessaires pour
qu'elle soit offerte.

*Lorsque j'ai été incarcéré, j'ai dû attendre quatre
jours avant de recevoir ma dose de méthadone.
J'ai dit au personnel que j'en avais besoin, mais j'ai
l'impression que tout prend beaucoup de temps
dans les prisons. Après la première dose, j'ai reçu
les autres tous les jours.*

Andy, 33 ans | sous méthadone
pendant un an et sous buprénorphine
depuis un mois

Effets secondaires

Les effets secondaires du TAO dérangent certaines personnes alors que d'autres ne les ressentent pratiquement pas. Cela dit, les effets secondaires sont généralement plus intenses au début du traitement et lorsque la dose administrée est élevée. En général, les effets secondaires de la méthadone sont plus prononcés que ceux de la buprénorphine. Si vous croyez que vous éprouvez des effets secondaires, parlez-en à votre médecin. Vous trouverez ci-après des conseils pour composer avec les effets secondaires courants.

> *Il est possible d'atténuer les effets secondaires. Il ne faut pas se laisser abattre. Il se peut que votre dose soit trop élevée ou qu'elle plafonne depuis trop longtemps. Il faut parfois apporter des changements.*
>
> Ann, 42 ans | sous méthadone pendant deux ans et depuis cinq ans

CONSTIPATION

Comme c'est le cas pour d'autres opioïdes, la méthadone et la buprénorphine peuvent causer la constipation. Pour y remédier, faites de l'exercice et mangez des fruits, des légumes et d'autres aliments riches en fibres. Les pruneaux et le jus de pruneaux sont un remède bien connu. Méfiez-vous des aliments qui sont riches en gras comme le fromage et les pâtisseries, car ils sont difficiles à digérer et ralentissent votre système.

Si vous n'êtes pas habitué à suivre un régime riche en fibres, allez-y doucement au début. Buvez beaucoup d'eau. Ces aliments peuvent causer une sensation de gonflement et donner des gaz. Petit à petit, votre corps apprendra à transformer ces aliments, sans vous causer trop d'embarras.

Si le problème de constipation persiste, parlez-en à votre médecin ou à votre pharmacien. On ne s'habitue pas aux effets constipants des opioïdes. Vous pouvez prendre des laxatifs régulièrement si nécessaire. Cela n'est pas dangereux. Il n'est pas recommandé de prendre des laxatifs à base de fibre (p. ex., le psyllium), car ils peuvent aggraver la constipation si vous ne buvez pas assez d'eau.

> *J'aurais aimé savoir que le médicament constipe. Je ne pouvais pas aller aux toilettes pendant plusieurs jours, voire une semaine. C'était douloureux et ça m'a fait transpirer.*
>
> Paul, 57 ans | sous méthadone
> depuis quatre ans

ASSÈCHEMENT DE LA BOUCHE

Un grand nombre de médicaments assèchent la bouche. Pour protéger vos dents, suivez les conseils d'hygiène dentaire habituels : brossez-vous les dents et utilisez de la soie dentaire tous les jours, allez chez le dentiste au moins deux fois par an et réduisez votre consommation de sucre. Boire beaucoup d'eau et mâcher de la gomme sans sucre vous permettront également de réduire cette sensation de bouche sèche. Si le problème persiste, parlez-en à votre pharmacien. Il vous suggérera peut-être des produits efficaces.

TRANSPIRATION EXCESSIVE

Ce symptôme persistant peut être difficile à contrôler. Parfois, si vous prenez une forte dose, le fait de la réduire peut supprimer la transpiration, bien que certaines personnes continuent d'éprouver cet effet secondaire même lorsque la dose est faible. Il existe un médicament qui peut atténuer la transpiration. Toutefois, il peut aggraver la constipation. Demandez à votre médecin s'il le recommande. Vous pouvez également porter des vêtements plus légers, en fibres naturelles, et utiliser des produits antisudorifiques et du talc.

> *Je ne transpirais jamais avant de prendre de la méthadone ! On m'a prescrit un médicament pour atténuer la transpiration. J'ai dû le prendre jusqu'à ce qu'on trouve la dose de méthadone qui me convenait. Après, le problème a disparu.*
>
> Ann, 42 ans | sous méthadone
> pendant deux ans et depuis cinq ans

GAIN DE POIDS

Certaines personnes ont plus d'appétit et font moins d'exercice lorsqu'elles suivent un TAO, ce qui leur fait prendre du poids. La méthadone et la buprénorphine peuvent ralentir votre métabolisme, vous faire retenir l'eau et prendre du poids. La meilleure chose à faire est de marcher, de courir, de participer à une séance d'exercice, de vous joindre à une équipe sportive, bref de bouger. Vous vous sentirez mieux physiquement et mentalement. Si vous avez l'habitude de manger au restaurant, apprenez à préparer des repas sains qui vous aideront à maintenir un poids santé. Vous vous sentirez beaucoup mieux. Optez pour des aliments sains riches en fibres comme les grains entiers, les fruits et les légumes.

> *J'aurais aimé savoir que j'allais prendre 70 livres. Les patients devraient être prévenus qu'ils risquent de prendre du poids.*
>
> David, 56 ans | sous méthadone
> depuis trois ans

MODIFICATION DE LA LIBIDO

Certaines personnes qui prennent de la méthadone ou de la buprénorphine disent qu'elles ont peu d'appétit sexuel et qu'elles sont incapables d'avoir un orgasme. D'autres déclarent que depuis qu'elles ont arrêté de prendre d'autres opioïdes et qu'elles ont commencé à se sentir mieux, leur vie sexuelle s'est améliorée. La situation varie d'une personne à une autre.

Tous les opioïdes, y compris la méthadone et la buprénorphine, peuvent réduire la testostérone chez les hommes, ce qui atténue la libido et le niveau d'énergie et affecte l'humeur. Les hommes qui éprouvent ces problèmes devraient demander à leur médecin d'analyser leur niveau de testostérone. Selon les résultats de cette analyse et le déroulement de votre traitement, votre médecin pourrait vous suggérer un médicament de substitution de la testostérone. Assurez-vous qu'il vous parle des risques associés à ce médicament.

D'autres médicaments ainsi que les problèmes de santé mentale comme la dépression peuvent avoir une incidence sur l'appétit sexuel. Si vous avez des problèmes de nature sexuelle, demandez à votre médecin s'ils pourraient avoir une cause médicale.

Traitement par agonistes opioïdes et emploi

Une fois votre dose stabilisée, votre consommation de méthadone ou de buprénorphine ne devrait pas affecter votre travail. Le seul facteur qui pourrait limiter votre choix d'un emploi serait si vous devez vous déplacer pour le travail ou si vous travaillez dans une région éloignée, car vous auriez du mal à vous rendre à la pharmacie tous les jours, surtout si elle n'est pas ouverte en dehors de vos heures de travail.

Dans la plupart des cas, il n'est pas nécessaire de dire que vous suivez un TAO et votre employeur n'a pas le droit de le savoir. Si vous voulez exercer un emploi qui exige que vous conduisiez un véhicule automobile, votre médecin doit être disposé à recommander qu'on vous accorde un permis. Les demandes de permis pour conduire un véhicule utilitaire qui sont présentées par les clients suivant un TAO sont examinées au cas par cas. Ces personnes doivent prouver qu'elles sont stables et leur analyse d'urine doit être négative.

Au début, il peut être nécessaire de mettre de côté le travail, les études ou les activités du quotidien pour se consacrer entièrement au programme.

Jessica, 36 ans | sous méthadone
et buprénorphine depuis trois ans

La méthadone m'a aidé à passer plus de temps avec mes enfants et à être plus productif au travail.

Dan, 37 ans | sous méthadone
depuis deux ans

J'ai du mal à garder un emploi pendant que je suis le traitement, car les heures d'ouverture de la clinique sont limitées. Si vous travaillez, vous aurez peut-être de la difficulté à vous rendre à la clinique.

Josée, 34 ans | sous méthadone

Si vous ne pouvez pas vous absenter du travail, il est beaucoup plus facile de prendre du Suboxone (buprénorphine). Vous pourrez ainsi rester actif.

Gemma, 34 ans | sous méthadone
et buprénorphine depuis quatre ans

Autres troubles de santé et traitement par agonistes opioïdes

Le TAO peut être extrêmement bénéfique pour les usagers d'opioïdes qui ont d'autres troubles de santé physique ou mentale. Comme le TAO vous permet de mener une vie normale, vous pouvez plus facilement prendre soin de vous, manger plus sainement, vous faire soigner et prendre vos médicaments au bon moment. Le TAO vous aide à vous sentir bien et vous permet de vivre votre vie comme vous l'entendez.

Assurez-vous de discuter de tout médicament sur ordonnance que vous prenez avec le médecin qui vous prescrit le TAO. Certains de ces médicaments risquent d'interagir avec la méthadone ou la buprénorphine et il faudra donc adapter votre dose.

Comment résoudre les problèmes liés au traitement ?

Si votre traitement ne vous satisfait pas, vous devriez d'abord en discuter avec votre médecin. Si, par exemple, vous trouvez que votre dose ne vous convient pas, parlez-en à votre médecin et expliquez-lui ce que vous ressentez. C'est peut-être tout ce qu'il faudra pour résoudre votre problème.

Si vous pensez que vos discussions avec le médecin ou le conseiller n'ont pas permis de régler votre problème, vous voudrez peut-être changer de fournisseur. Si vous vivez en milieu urbain, vous pouvez probablement choisir parmi plusieurs médecins et cliniques. Vous trouverez sans doute un médecin ou une clinique dont la méthode de traitement correspond à vos besoins. Si vous habitez dans une petite collectivité, vous devrez peut-être essayer de vous entendre avec votre fournisseur de service ou être prêt à vous rendre dans une autre localité.

En dernier recours, si vous trouvez que vos problèmes avec votre fournisseur de service sont graves et persistent, vous pouvez porter plainte auprès de l'Ordre des médecins et chirurgiens de l'Ontario en composant le 416 967-2600.

La plupart des professionnels que vous rencontrerez durant le traitement vous soigneront avec respect, vous soutiendront et vous encourageront. Mais il peut y avoir des exceptions.

> *Les employés de ma première clinique étaient très rigides et traitaient tous les patients de la même façon. Je n'ai jamais réussi à mériter leur confiance. Ils avaient des préjugés à mon endroit et ne me traitaient pas correctement. J'ai décidé de changer de fournisseur de services. Comme mon nouveau médecin me faisait confiance, j'ai redoublé d'efforts pour suivre le traitement.*
>
> Jessica, 36 ans | sous méthadone et buprénorphine depuis trois ans

CHANGER DE FOURNISSEUR DE TRAITEMENT PAR AGONISTES OPIOÏDES

Si vous déménagez dans un autre quartier ou une autre ville, ou si vous décidez de changer de médecin ou de clinique, vous pouvez changer de fournisseur de services. Vous devez simplement indiquer où vous voulez aller, vous assurer qu'on vous accepte et demander qu'on transfère votre dossier. Vous devrez signer un formulaire. Renseignez-vous sur la durée du processus.

ARRÊT INVOLONTAIRE DU TRAITEMENT

Si un client enfreint les règles énoncées dans l'entente de traitement, son traitement peut être annulé. Le traitement sera arrêté dans les circonstances suivantes :

- comportement menaçant, violent ou perturbateur envers le personnel, d'autres clients ou d'autres personnes ;
- vente ou distribution de vos doses de méthadone ou de buprénorphine ;
- client qui ne vient pas chercher sa dose pendant plus de trois jours de suite ou qui oublie souvent de venir la chercher (sans motif valable) ;
- acte illégal commis dans les locaux comme le vol à l'étalage ou le trafic de drogues ;
- utilisation de drogues.

Si on met fin à votre traitement, votre médecin ou votre pharmacien vous indiquera clairement, généralement par écrit, qu'il ne pourra plus vous fournir vos médicaments et décrira le processus d'annulation du traitement. Votre fournisseur essaiera de transférer votre dossier à un autre médecin ou pharmacien ou vous laissera assez de temps pour trouver un autre service de traitement.

5
Traitement par agonistes opioïdes et drogues ou médicaments

5
Traitement par agonistes opioïdes et drogues ou médicaments

Traitement par agonistes opioïdes et soulagement de la douleur

De 30 à 40 pour 100 des clients qui suivent un traitement par agonistes opioïdes (TAO) souffrent de douleur chronique. Lorsqu'elle n'est pas soulagée, la douleur peut entraîner la consommation de drogues illicites ou le mauvais usage de médicaments prescrits contre la douleur. Elle a également des répercussions sur la qualité de vie.

La méthadone et la buprénorphine peuvent être des analgésiques (médicaments contre la douleur) efficaces. Cependant, lorsqu'elles sont prescrites pour le soulagement de la douleur, la dose est différente de celle prescrite pour le traitement de la dépendance aux opioïdes. De plus, les effets analgésiques de la méthadone et de la buprénorphine durent moins longtemps que leurs effets de maintien contre le sevrage. Si vous souhaitez soulager votre douleur et que vous êtes autorisé à emporter des doses à la maison, il se peut que votre médecin exige que votre dose soit divisée et prise tout au long de la journée. Vous voudrez peut-être consulter un spécialiste de la douleur et de la dépendance pour qu'il évalue votre cas. Il pourrait recommander à votre fournisseur de TAO des moyens de mieux traiter votre douleur.

Parfois, on ne soulage pas assez la douleur des clients qui suivent un TAO, car le personnel médical pense que la méthadone ou la buprénorphine soulage déjà la douleur. En fait, une fois la dose de méthadone ou de buprénorphine stabilisée, vous développerez vraisemblablement une tolérance à ses effets analgésiques (antidouleur). Cela veut dire que lorsque vous avez mal, vous devez prendre des médicaments qui calment vos douleurs, comme toute autre personne dans la même situation.

Par exemple, si vous souffrez de maux de tête, de crampes menstruelles ou de toute autre douleur de cette intensité, vous devriez prendre une dose normale d'aspirine ou de Tylenol sans codéine. Si vous devez subir une opération ou si vous avez eu un accident, vous devriez continuer à prendre votre dose normale de méthadone ou de buprénorphine et prendre des analgésiques aussi longtemps que toute autre personne dans la même situation. Si vous développez une tolérance aux effets analgésiques de la méthadone ou de la buprénorphine, vous risquez également de développer une tolérance aux effets analgésiques d'autres opioïdes. Certains clients éprouvent des difficultés, car le personnel médical qui les soigne peut penser qu'ils se plaignent de douleurs pour obtenir d'autres médicaments.

Si vous devez subir une opération ou aller chez le dentiste, demandez au médecin qui vous prescrit de la méthadone ou de la buprénorphine de vous donner une lettre qui explique que vous suivez un TAO et les effets qu'il peut avoir sur vos besoins en matière de soulagement de douleur. Encore mieux, demandez au médecin ou au dentiste de parler directement au médecin qui vous administre le TAO.

Pendant que vous essayez de mettre fin à une dépendance aux opioïdes, vous vous demanderez peut-être si vous voulez ou si vous devez prendre des médicaments pour soulager vos douleurs. Certaines personnes craignent que même une aspirine puisse les amener à vouloir prendre des drogues. D'autres ont l'impression que leur passé d'usager d'opioïdes les rend plus vulnérables à la douleur. Si la douleur vous cause un problème, parlez-en à votre médecin.

SYSTÈME DE SURVEILLANCE DES STUPÉFIANTS ET DES SUBSTANCES CONTRÔLÉES

En 2012, l'Ontario a mis en place un système central de surveillance des opioïdes et d'autres substances délivrés sur ordonnance. Lorsque vous ferez exécuter une ordonnance pour des opioïdes, il se peut qu'on vous demande une pièce d'identité. Cela permet au pharmacien de repérer toute autre ordonnance pour des opioïdes qui a été exécutée pour vous dans d'autres pharmacies. Le système a pour but de rendre la prescription d'opioïdes et l'exécution des ordonnances plus sûres.

Combinaison d'un traitement par agonistes opioïdes et de drogues ou d'autres médicaments

La méthadone et la buprénorphine sont des médicaments aux effets puissants qui peuvent interagir avec des drogues ou des médicaments et produire des effets indésirables ou dangereux. De plus, ces interactions peuvent rendre le TAO moins efficace. Votre médecin sait qu'il ne doit pas prescrire des médicaments qui risquent d'interagir ou d'interférer avec la méthadone ou la buprénorphine. Cependant, c'est à vous de connaître l'effet potentiel de toute drogue à usage récréatif que vous risquez de prendre.

Vous trouverez ci-après des renseignements sur des combinaisons dangereuses.

ALCOOL ET BENZODIAZÉPINES

La combinaison de méthadone ou de buprénorphine et d'alcool ou de benzodiazépines (p. ex., Ativan, Xanax, Restoril, Valium, clonazépam) peut être mortelle. Le danger est particulièrement grave au début du traitement. La plupart des décès dus au TAO sont liés à la combinaison d'alcool et d'autres drogues, et surviennent au début du traitement.

L'alcool, les benzodiazépines, la méthadone et la buprénorphine sont tous des dépresseurs du système nerveux central (SNC). Si vous consommez trop de dépresseurs du SNC, ils peuvent ralentir votre respiration et causer une crise cardiaque pouvant être fatale.

Lorsque vous mélangez les dépresseurs du SNC, ils s'intensifient mutuellement : vous risquez de vous sentir plus ivre ou « défoncé » que prévu. Les effets sur votre respiration sont également intensifiés. La combinaison de ces drogues et médicaments est extrêmement dangereuse.

Si vous vous rendez à la clinique ou à la pharmacie et que l'on constate que vous avez bu ou consommé d'autres drogues, on ne vous donnera pas votre dose de méthadone tant que votre médecin ne sera pas convaincu que cela ne présente pas de danger pour votre santé. Certains pharmaciens vous demanderont peut-être de passer un alcootest s'ils soupçonnent que vous avez bu. Il leur incombe de vous administrer les médicaments en toute sécurité. Ils sont vos alliés.

Lorsque vous ressentez les effets de l'alcool ou des benzodiazépines, votre jugement est affecté. Vous penserez peut-être que vous pouvez utiliser votre substance de choix « une dernière fois » ou, pire encore, que la personne qui vous propose de la drogue est un ami qui veut vous rendre service. Si vous voulez contrôler vos actes et vous protéger des personnes en qui vous n'avez pas confiance, simplifiez-vous la vie : ne prenez pas des drogues.

L'alcool peut également accélérer le métabolisme des opioïdes dans votre corps : les effets de la méthadone ou de la buprénorphine disparaîtront plus rapidement et vous risquez de vous sentir mal avant l'heure de votre prochaine dose.

Y A-T-IL UN NIVEAU DE CONSOMMATION D'ALCOOL SANS RISQUE ?

Si vous voulez boire, vous devriez poser la question à votre médecin. Pouvoir prendre un verre ou deux de temps à autre dépend d'un certain nombre de facteurs. Par exemple, toute personne souffrant d'hépatite C devrait éviter de boire, car l'alcool est stressant pour le foie. Vous devriez également connaître l'interaction de l'alcool avec d'autres médicaments que vous prenez, à part la méthadone et la buprénorphine.

Bien que l'alcool soit partout, bon marché et légal, il faut que vous réalisiez qu'il vous fera plus de mal que de bien si vous suivez un TAO.

AUTRES OPIOÏDES

Comme nous l'avons mentionné, la méthadone et la buprénorphine peuvent bloquer le « rush » des autres opioïdes. Donc, si vous suivez un TAO et que vous prenez, par exemple, de l'héroïne, de la codéine, du fentanyl, du Dilaudid ou du Percocet, vous ne ressentirez peut-être pas grand-chose. Vous pourriez même faire une surdose, surtout si vous prenez de la méthadone.

Je ne savais pas que, quand on prend une dose stable de méthadone, on ne ressent pas le « rush » des opiacés et que ceux-ci peuvent être mortels. Certains de mes amis continuent de prendre de la méthadone pour cette raison. Ils savent que, s'ils sont tentés de prendre de la drogue, ils pourraient en mourir.

Glen, 59 ans | sous méthadone depuis 15 ans

MÉDICAMENTS ENTRAÎNANT DES SYMPTÔMES DE SEVRAGE

Certains médicaments peuvent contrecarrer les effets des opioïdes et causer un sevrage. Par exemple, la naloxone pourrait vous sauver la vie en cas de surdose. Quant à elle, la naltrexone est administrée aux personnes qui ont cessé de prendre des opioïdes pour bloquer le « rush » si elles recommencent à prendre de la drogue. La naltrexone peut également être administrée aux personnes ayant une dépendance à l'alcool pour atténuer l'envie de boire.

Si vous prenez de la buprénorphine, vous prenez probablement du Suboxone, un mélange de buprénorphine et de naloxone. Lorsque le comprimé de Suboxone est placé sous la langue, l'organisme n'absorbe pas la naloxone. Toutefois, si vous injectiez du Suboxone, les effets de la naloxone se feraient sentir et vous pourriez éprouver des symptômes de sevrage.

La buprénorphine peut causer un sevrage chez une personne qui prend des opioïdes régulièrement, y compris de la méthadone.

Certains médicaments font en sorte que l'organisme décompose la méthadone plus rapidement et peuvent causer un sevrage si la dose est incorrecte.

COCAÏNE ET CRACK

Un trop grand nombre de personnes qui suivent un TAO commencent à prendre de la cocaïne ou du crack. La cocaïne cause une dépendance très forte et peut rendre les personnes qui en prennent anxieuses et paranoïaques, voire violentes et délirantes. Si vous utilisez ces substances, vous aurez une autre série de problèmes. Il n'y a pas de traitement semblable au TAO pour vous aider à vous remettre d'une dépendance à la cocaïne.

> *Quand j'ai commencé à prendre de la méthadone, j'ai ressenti les mêmes effets que ceux que j'éprouvais quand je prenais de la drogue. Je n'ai pas eu de fortes envies de consommer. Graduellement, la satisfaction que procure la méthadone a diminué et j'ai eu envie de prendre une drogue de substitution. La méthadone n'élimine pas l'envie de prendre des drogues autres que les opioïdes. Je ne pensais pas que j'aurais encore envie de me droguer. Je croyais que je pourrais prendre de la cocaïne, du crack, etc. Vous devez savoir que vous aurez peut-être envie de prendre d'autres drogues afin d'éviter de fréquenter des personnes qui en prennent.*
>
> Sean W., 36 ans | sous méthadone
> depuis 15 ans

*Lorsque j'ai commencé à prendre de la méthadone,
j'ai découvert la cocaïne et j'ai été comblé. Ça fait
des années que je ne me suis pas injecté de la drogue,
mais je n'arrive pas à me départir de ma pipe.*

Brett, 50 ans | sous méthadone
depuis un an

MARIJUANA

Certaines personnes ne tiennent pas compte des risques de la marijuana et disent qu'elle les aide à se détendre, qu'elle augmente leur appétit ou qu'elle atténue la douleur. La marijuana peut avoir des effets positifs pour certains, mais elle peut également altérer les sensations et rendre les gens moins lucides. Elle peut aussi les rendre apathiques, anxieux, paranoïaques et dépressifs. Si vous prenez de la marijuana, demandez à votre médecin ou à votre conseiller si elle pourrait vous causer des problèmes.

AUTRES MÉDICAMENTS, VITAMINES ET REMÈDES À BASE DE PLANTES

D'autres médicaments, y compris ceux qui vous ont été prescrits ou que vous achetez dans une pharmacie ou un magasin d'aliments naturels, peuvent être dangereux si vous les combinez à de la méthadone ou à de la buprénorphine. D'autres encore peuvent réduire l'efficacité du TAO. Pour assurer votre sécurité et votre confort, dites à votre pharmacien et à votre médecin quels autres médicaments, vitamines et remèdes à base de plantes vous prenez.

TRAITEMENT PAR AGONISTES OPIOÏDES, ANTI-DÉPRESSEURS ET AUTRES MÉDICAMENTS PSYCHOTROPES

Les troubles de santé mentale, comme la dépression, l'anxiété et le stress post-traumatique, peuvent accroître le risque de dépendance aux opioïdes. Si vous preniez des antidépresseurs ou d'autres médicaments psychotropes pour traiter un trouble de santé mentale avant de commencer un TAO, votre médecin déterminera s'il y a un risque d'interactions médicamenteuses et modifiera votre médication si nécessaire. Prenez les médicaments qui vous ont été prescrits conformément aux directives et informez votre médecin de tout symptôme ou effet secondaire qu'ils pourraient causer. Certaines personnes constatent que le TAO atténue les symptômes de troubles de santé mentale.

Injection sécuritaire

Tout le monde espère qu'une fois que vous suivrez un TAO, vous ne toucherez plus à une seringue pour le reste de votre vie. Il faut parfois plus de temps pour se débarrasser des drogues que pour commencer le traitement par agonistes. Évitez toujours les injections. Par contre, si vous n'y arrivez pas, suivez les conseils suivants :

Utilisez toujours une seringue neuve. Même le fait de bien désinfecter une seringue à l'eau de javel ne vous protège pas de l'hépatite C. Un grand nombre de personnes qui se piquent souffrent d'hépatite C. Le partage des seringues, des cuillères, des filtres et de toute autre chose utilisée pour injecter des drogues peut entraîner la propagation sanguine de l'hépatite C ou du VIH, vous rendre vulnérable à une infection et accroître le risque de transmission. Les seringues ne doivent être utilisées qu'une fois, car, après un premier usage, leur pointe n'est plus aiguë et risque d'endommager vos veines. Jetez les seringues usagées de façon sécuritaire, pour que personne ne se blesse ou ne contracte une maladie. Vous pouvez vous procurer des seringues dans le cadre d'un programme d'échange des seringues, dans les pharmacies, dans certaines cliniques et dans les services de santé publique.

6
Counseling et autres services de soutien

6
Counseling et autres services de soutien

Services de counseling

On recommande fortement à tous les clients qui suivent un traitement par agonistes opioïdes (TAO) d'assister à des séances de counseling. Dans bien des cas, la dépendance est la conséquence de problèmes affectifs que le TAO ne permet pas de résoudre. Il est généralement accepté que le client obtient de bien meilleurs résultats s'il combine le TAO à un programme de counseling que s'il ne fait que suivre ce traitement.

Le niveau des services de counseling varie considérablement selon le fournisseur de TAO. Certains médecins offrent des services de counseling en plus de prodiguer des soins ; des conseillers travaillent dans des cliniques et offrent des services de counseling individuel et en groupe ; et certains fournisseurs de TAO n'offrent aucun service de counseling et laissent à leur client le soin de trouver ce genre de service.

Si les services de counseling offerts par votre fournisseur de TAO ne répondent pas à vos besoins, vous pourriez envisager de vous soumettre à une évaluation psychologique pour vous aider à cerner et à régler tout problème de santé émotionnelle. La négligence, les mauvais traitements et d'autres types de traumatismes sont fréquents chez les personnes aux prises avec une dépendance. Dans bien des cas, pour faire face à une dépendance, il faut également s'attaquer à ces problèmes.

Les services de counseling peuvent être offerts par un conseiller en traitement de la dépendance, un travailleur social ou votre médecin. La formation et l'expérience des conseillers varient beaucoup ; certains sont capables de vous dire où se trouvent les banques alimentaires et les centres d'accueil, tandis que d'autres peuvent traiter les problèmes psychologiques complexes. De plus, l'approche utilisée pour faire face aux troubles liés à l'utilisation d'une substance varie d'un conseiller à un autre. Certains prônent l'abstinence et exigent que leur client cesse de prendre de la drogue avant de lui offrir des services. D'autres préfèrent mettre l'accent sur la réduction des méfaits et viennent en aide à leur client, où qu'il en soit dans son cheminement. Assurez-vous que l'approche du conseiller vous convient et que ce dernier vous respecte, vous comprend et vous soutient. Il peut être difficile de trouver un conseiller avec qui vous aimerez travailler, mais ça en vaut la peine.

Si vous envisagez de suivre un programme de réadaptation intense, sachez qu'un grand nombre de centres de traitement en établissement et communautés thérapeutiques mettent l'accent sur l'abstinence. Certains acceptent des clients qui suivent un TAO, mais d'autres non parce qu'ils n'ont pas de pharmacie ni d'employés pouvant surveiller l'administration du médicament en pharmacie.

Commencez par discuter de vos besoins en matière de counseling avec votre fournisseur de traitement pour déterminer si vous devez consulter des services externes. Vous pouvez également téléphoner à la Ligne d'aide sur la santé mentale (1 866 531-2600) ou à la Ligne d'aide sur la drogue et l'alcool (1 800 565-8603) de ConnexOntario pour accéder aux services de counseling dont vous avez besoin. Comme il y a souvent des listes d'attente, vous devrez peut-être attendre avant d'obtenir un rendez-vous avec un conseiller.

> *Avant de recevoir des services de counseling, je ne savais pas pourquoi j'étais dans ce bourbier. Les gens prennent de la drogue pour diverses raisons. Moi, j'en prenais pour oublier mes problèmes, mais elles ne faisaient qu'aggraver la situation. Le counseling aide à faire face aux problèmes et à aller de l'avant.*
>
> Shaun, 36 ans | sous méthadone depuis quatre ans

AVANTAGES DU COUNSELING

Il est bien connu que parler de ses problèmes avec quelqu'un en qui on a confiance peut aider à voir les choses de manière plus claire et plus simple et à résoudre les problèmes.

La plupart du temps, cette personne est un ami ou un membre de la famille. C'est la personne que vous appelez quand vous avez besoin d'aide ou de conseils ; c'est celle qui vous écoute et qui vous offre son appui. Si vous avez une telle personne dans votre vie, vous êtes plus chanceux que vous ne l'imaginez. De solides relations personnelles peuvent vous donner la force émotionnelle dont vous avez besoin pour apprendre à vivre sans drogue.

Même si vous avez un bon ami, nous vous recommandons quand même de vous adresser à un conseiller qualifié. Le soutien de votre ami ne suffira peut-être pas pour vous aider à lutter contre la drogue. Il est peut-être trop près de vous et se sent trop engagé pour avoir une vision claire de la situation. Trouvez un conseiller qui a de l'expérience dans ce domaine.

Les services d'un bon conseiller peuvent aussi vous aider à garder votre ami. Si vous vivez un moment difficile de votre vie, vous aurez peut-être recours un peu trop souvent à cet ami. Vous risquez de ne pas avoir grand-chose à lui offrir en retour. Vous pouvez éviter de causer des tensions dans votre relation en réservant vos plus graves problèmes à votre conseiller. C'est son travail de vous écouter, de vous comprendre et de vous aider à résoudre vos problèmes par vous-même.

> *Le rétablissement demande des efforts. Il ne suffit*
> *pas de prendre sa dose de méthadone tous les jours.*
> Gemma, 31 ans | sous méthadone
> et buprénorphine depuis quatre ans

PARLER À SON CONSEILLER

Au début, vous aurez peut-être de la difficulté à parler de vous-même et à faire confiance à votre conseiller. Il le sait et est prêt à vous aider selon vos besoins. Pour commencer, vous aurez peut-être besoin d'aide pour trouver un meilleur logement ou un emploi, reprendre vos études, réparer vos relations, vous présenter en cour ou ravoir la garde de vos enfants. Lorsque vous serez prêt, votre conseiller vous encouragera à parler de votre consommation de drogues.

Peu à peu, vous vous confierez et vous détendrez plus facilement. Votre conseiller ne jugera pas vos actions. C'est son devoir de comprendre et, plus important encore, de vous aider à comprendre pourquoi vous consommez des drogues. Vous parlerez des personnes, des endroits et des choses qui vous donnent envie de prendre de la drogue, des efforts que vous avez déployés dans le passé pour arrêter d'en prendre et du mal que vous éprouvez à modifier votre consommation. Vous parlerez des conséquences si vous continuez à consommer de la drogue ou si vous arrêtez. Le conseiller vous aidera à vous fixer des objectifs et à les atteindre.

Le counseling n'est pas toujours obligatoire, mais peut être essentiel au succès de votre traitement.

Le counseling est très important. Parfois, je ne suis pas prête à parler de quelque chose, mais ma conseillère aborde le sujet. Nous commençons alors à en parler et, lors de la séance suivante, nous en parlons un peu plus jusqu'à ce que je me sente tout à fait à l'aise. Elle ne me force jamais à parler de questions délicates.

Ruth, 64 ans | sous méthadone
depuis 22 ans

Le counseling a joué un rôle essentiel, car il m'a amenée à comprendre le processus de la dépendance, ainsi que les situations et les sentiments qui me donnent envie de fuir. Il m'a permis d'accepter mes sentiments et de voir mes problèmes sous un angle différent.

Courtney, 39 ans | sous buprénorphine
depuis un an

La thérapie pour le traitement des traumatismes a joué un rôle crucial dans mon rétablissement. Je ne m'étais pas rendu compte à quel point je voulais étouffer mes sentiments.

Jessica, 36 ans | sous méthadone
et buprénorphine depuis trois ans

Pour réussir, il ne faut pas se contenter de prendre de la méthadone. Il faut aussi assister à des séances de counseling au moins une fois par mois.

Chantale, 35 ans | sous méthadone
depuis six ans

THÉRAPIE DE GROUPE

Il se peut qu'en plus du counseling individuel on vous encourage à participer à une thérapie de groupe. La thérapie de groupe vous permet de nouer des liens avec des personnes qui ont vécu des expériences semblables aux vôtres. Vous vous rendrez compte que vous n'êtes pas la seule personne dans cette situation. De plus, il peut être bénéfique et gratifiant de discuter de stratégies avec les autres participants et de prendre connaissance de leurs points de vue. Si vous envisagez de suivre une thérapie de groupe, adressez-vous à votre fournisseur de TAO.

Le programme de réadaptation que j'ai suivi la dernière fois était axé sur la thérapie de groupe. J'ai eu l'impression d'avoir gagné à la loterie. J'ai toujours voulu savoir pourquoi j'avais une dépendance. La thérapie de groupe et la thérapie individuelle m'ont permis de cerner les problèmes que j'éprouvais et de m'y attaquer.

Glen, 59 ans | sous méthadone
depuis 15 ans

THÉRAPIE FAMILIALE ET SERVICES DE SOUTIEN

La thérapie familiale permet aux membres de la famille de communiquer ouvertement de façon efficace et en toute sécurité. Un grand nombre de familles ne savent pas qu'un proche prend de la drogue ou le découvrent lorsqu'une crise se produit. Les familles ont besoin de comprendre pourquoi leur proche prend de la drogue et de savoir ce qu'elles peuvent faire pour l'aider. La thérapie familiale aide également la personne qui prend de la drogue à comprendre les effets de sa consommation sur sa famille et le soutien que celle-ci peut lui accorder.

Les membres de la famille et les amis voudront peut-être obtenir le soutien d'autres familles qui doivent relever des défis semblables. Pour obtenir des renseignements sur les services offerts aux familles dans votre localité, communiquez avec la Ligne d'aide sur la drogue et l'alcool de ConnexOntario au 1 800 565-8603.

Groupes d'entraide et de soutien par les pairs

Quand on pense aux services de soutien dont peuvent se prévaloir les personnes ayant une dépendance, on pense souvent aux groupes d'entraide offrant des programmes en 12 étapes comme Alcooliques Anonymes (AA) et Narcotiques Anonymes (NA). Ces groupes peuvent être utiles, mais ne conviennent pas à tous. En effet, les AA et NA découragent tout usage de substance et peuvent considérer que les personnes qui suivent un TAO consomment des substances intoxicantes. La situation peut être différente d'un groupe à un autre. En outre, lors d'une réunion des NA, vous pourriez rencontrer des personnes qui n'arrivent pas à s'abstenir de consommer de la drogue. Or, il est préférable de ne pas fréquenter des personnes dans cette situation lorsque vous êtes vulnérable.

Cela dit, certaines personnes estiment que ces groupes leur fournissent le soutien dont elles ont besoin. Il s'agit là d'un choix personnel. Si vous souhaitez vous joindre à un groupe d'AA ou de NA dans votre collectivité, vous devriez déterminer d'abord s'il accepte les clients qui suivent un TAO.

> *J'ai déjà fait partie de ces groupes et j'ai des sentiments partagés à leur endroit. Certains participants disent des méchancetés, mais les principes sur lesquels les groupes reposent méritent qu'on s'y attarde. Les groupes peuvent être utiles. À vous de juger.*
>
> Randall, 29 ans | sous méthadone depuis sept mois

> *Mon expérience avec les NA a été plutôt négative. Je ne vois pas l'avantage de répéter constamment « Je m'appelle Ben et j'ai une dépendance ». Ça ne fait que renforcer la dépendance.*
>
> Ben, 27 ans | sous méthadone depuis huit ans

> *Les NA offrent un bon soutien. Si tu as envie de prendre de la drogue, tu peux téléphoner à quelqu'un. Il y a des rencontres à toute heure du jour et du soir et elles peuvent être très utiles.*
>
> Brett, 50 ans | sous méthadone depuis un an

Certains groupes n'utilisent pas de programmes en 12 étapes. Les groupes SMART Recovery sont de plus en plus répandus au Canada. Ces groupes motivent les participants à cesser de prendre de la drogue et leur apprennent à composer avec les envies d'en prendre, à faire face à leur situation et à adopter un mode de vie sain et positif. Women for Sobriety est une autre option. Cet organisme donne aux femmes les moyens de faire face au quotidien sans avoir recours à l'alcool ou aux drogues. Ces deux organismes offrent des services de soutien en ligne et organisent des rencontres. Vous trouverez à la page 122 une liste de sites Web des groupes d'entraide.

Il pourrait y avoir des groupes de soutien par les pairs dans votre collectivité. En général, ces groupes sont dirigés par des personnes instruites ayant suivi une formation sur le soutien des personnes ayant une dépendance. Pour plus de renseignements sur ces groupes, adressez-vous à votre centre local de santé communautaire (vous trouverez un lien menant à la liste de ces centres en Ontario à la page 117), ou à votre fournisseur de TAO.

Si vous ne trouvez pas les services de soutien dont vous avez besoin dans votre collectivité ou si vous avez suffisamment progressé dans votre rétablissement et êtes en mesure d'offrir du soutien, vous pourriez former votre propre groupe ou devenir un pair aidant.

Apprendre une nouvelle façon de vivre

Très peu de personnes arrêtent de prendre de la drogue du jour au lendemain simplement parce qu'elles ont décidé de le faire. Vous devrez peut-être apprendre une toute nouvelle manière de vivre. Pour la plupart des gens, c'est un processus continu qui prend beaucoup de temps, de patience et de détermination. Prenez votre décision et ne lâchez pas. N'hésitez pas à demander et même à offrir de l'aide en cours de route. Avec le temps, votre vie sera plus facile.

J'ai changé ma vie de fond en comble. Je fréquentais trop de gens. Certaines personnes continuent de vous offrir de la drogue, même si vous essayez de vous en sortir. C'est comme ça. Il faut trouver d'autres façons de s'occuper.

Paul, 57 ans | sous méthadone
depuis quatre ans

La vie sans drogue

Consommer de la drogue peut prendre tout votre temps. Il faut trouver de l'argent, trouver votre vendeur et vivre votre « rush ». La drogue peut vous motiver à vous lever et à sortir. Elle peut vous offrir une identité, un style de vie, une occupation. Les drogues peuvent bloquer le passé et vous empêcher de planifier votre avenir. Lorsque vous suivez un TAO et que vous arrêtez de prendre d'autres drogues, vos journées sont soudainement libres. Vous pourrez passer votre temps de toutes sortes de façons. Ce ne seront plus les drogues qui décideront à votre place.

Vous serez peut-être surpris de savoir que cette nouvelle liberté est parfois difficile. Certaines personnes n'ont aucun problème à occuper leur journée et sont heureuses de retrouver leur liberté. C'est parfois l'occasion idéale de reprendre ses études ou de se remettre au travail. Si vous avez de jeunes enfants, les journées peuvent filer sans que vous le réalisiez. D'autres personnes, par contre, auront peut-être du mal à combler le vide laissé par les drogues. Si vous vous ennuyez, vous risquez de rechuter. Vous devez trouver d'autres façons de vous occuper.

Trouvez-vous des activités qui vous conviennent, qui vous donnent un sentiment de fierté et qui vous valorisent ; vous aurez ainsi plus envie de renoncer à la drogue. Aller chercher votre dose prend une partie de votre journée, mais vous laisse quand même assez de temps pour faire autre chose. Si vous avez l'impression que tout le monde autour de vous est occupé et que vous êtes seul à ne rien avoir à faire, prenez le temps d'évaluer ce que vous voulez vraiment faire. Parlez-en à votre famille, à vos amis et à votre conseiller. Réfléchissez à ce que vous faisiez avant que la drogue ne prenne tout votre temps. Recommencez à vous livrer aux activités que vous aimez ou trouvez-en de nouvelles. Profitez de l'occasion pour prendre votre vie en main.

... pour apprendre à gérer ou à maîtriser une dépendance aux opioïdes ou simplement à vivre avec cette dépendance, il ne faut pas uniquement arrêter de prendre de la drogue. Il faut également interagir avec le monde et les personnes qui nous entourent, pour enrichir sa vie et en être satisfait.

Sean W., 36 ans | sous méthadone
depuis 15 ans

7
Contraception, grossesse, famille et traitement par agonistes opioïdes

7
Contraception, grossesse, famille et traitement par agonistes opioïdes

Contraception

La consommation à long terme d'héroïne, d'oxycodone et d'autres opioïdes peut atténuer le désir sexuel tant chez les hommes que chez les femmes. De plus, elle peut interrompre les menstruations. Une dose stable prise dans le cadre d'un traitement par agonistes opioïdes (TAO) peut contribuer à rehausser le désir sexuel et rétablir le cycle menstruel. Fait important, les femmes qui n'ont pas eu de menstruations depuis un certain temps peuvent tomber enceintes. Pour éviter une grossesse non désirée, utilisez un moyen de contraception.

Grossesse

On recommande aux femmes enceintes qui continuent de faire usage d'opioïdes de commencer un TAO, généralement en prenant de la méthadone, le plus rapidement possible. Les effets des opioïdes comme l'héroïne et l'oxycodone ne durent pas longtemps, ce qui signifie que le sevrage se manifeste rapidement. Un sevrage soudain cause des contractions de l'utérus et peut provoquer une fausse couche ou une naissance prématurée. Le TAO empêche le sevrage pendant 24 à 36 heures. Il ne présente pas de danger pour le bébé et permet à une femme enceinte de prendre soin de soi.

Il est conseillé aux femmes enceintes de rester à l'hôpital pendant les premiers jours du TAO.

On prescrit rarement de la buprénorphine sous forme de Suboxone aux femmes enceintes, car ce médicament contient de la naloxone, dont l'utilisation pendant la grossesse n'a pas été approuvée. Si vous prenez du Suboxone et que vous tombez enceinte, il se peut que votre médecin vous recommande de prendre plutôt de la buprénorphine ne contenant pas de naloxone (Subutex), qui peut être prescrite dans des cas particuliers, ou de la méthadone.

Il se peut que les services de protection de l'enfance demandent à une femme enceinte ayant des antécédents de dépendance de confirmer qu'elle ne prend plus de drogue et qu'elle se prépare à assumer son rôle de mère. Votre médecin et votre conseiller peuvent vous aider si vous vous trouvez dans cette situation.

Si vous suivez un TAO et que vous envisagez d'avoir un enfant, demandez à votre médecin quel sera l'effet de la grossesse sur votre traitement. La méthadone ne présente pas de danger pendant la grossesse. Si le traitement vous aide à mener une vie saine et gratifiante, il sera également bénéfique à votre enfant pendant la grossesse.

J'ai suivi un TAO quand j'étais enceinte et pendant que j'allaitais. J'ai été très bien soutenue et j'ai maintenant un beau bébé en santé.

Jessica, 36 ans | sous méthadone
et buprénorphine depuis trois ans

Sevrage des nouveau-nés

Certains nouveau-nés dont la mère suit un TAO subiront les effets du sevrage. Ces effets commencent normalement à se faire sentir quelques jours après la naissance ; cependant des symptômes peuvent apparaître entre deux et quatre semaines après l'accouchement. Ils peuvent durer plusieurs semaines, voire plusieurs mois. Voici quelques exemples de symptômes : mauvaise humeur, appétit et sommeil perturbés, fièvre, vomissements, tremblements et crises. Les nouveau-nés qui sont en période de sevrage doivent être mis sous surveillance à l'hôpital, selon leur état de santé. Si les symptômes sont graves, votre enfant pourrait recevoir des médicaments pour faciliter le processus de sevrage. Il ne faut jamais donner de la méthadone ou de la buprénorphine à votre bébé, car même une petite quantité peut être mortelle. Laissez votre médecin s'occuper du sevrage de votre bébé.

Même si l'on ne connaît pas encore très bien les effets à long terme de l'exposition au TAO sur les bébés, on sait que les enfants dont la mère suit ce traitement pendant la grossesse se développent généralement aussi bien que les autres enfants. Ils ont aussi beaucoup plus de chances de bien se développer que les enfants nés d'une mère qui consomme d'autres opioïdes. Si vous suivez un TAO pendant votre grossesse, il ne causera ni malformations ni maladies chez votre enfant.

Allaitement

On recommande aux femmes qui prennent de faibles doses de médicament dans le cadre d'un TAO et qui ne sont pas porteuses du VIH d'allaiter leur bébé. Les femmes atteintes de l'hépatite C peuvent généralement allaiter, mais devraient d'abord demander l'avis de leur médecin.

Les bienfaits de l'allaitement compensent largement les effets potentiels de la quantité minime de médicament prise dans le cadre du TAO transmise par le lait. Si vous suivez un TAO et avez des questions sur les risques et les bienfaits de l'allaitement pendant votre traitement, consultez votre médecin.

Services de protection de l'enfance

Prendre soin de ses enfants peut être une tâche difficile même quand tout va bien. Quand les choses se compliquent, cette responsabilité peut être écrasante. Toutes les mères ont besoin d'aide, mais toutes ne reçoivent pas l'aide qu'elles demandent. Idéalement, le rôle des services de protection de l'enfance (SPE) consiste à vous donner un coup de main lorsque vous avez besoin d'aide pour prendre soin de votre enfant, et à vous donner accès à une formation pour vous permettre d'acquérir des compétences parentales. Si vous avez du mal à remplir votre rôle de parent, sans compter tous vos autres problèmes, parlez-en à votre conseiller. Vous avez peut-être besoin de l'aide des SPE.

La plupart des travailleurs des SPE préfèrent que votre enfant bénéficie de vos soins plutôt que de vous l'enlever. Ils veulent s'assurer que vous offrez à votre enfant un foyer sain, sécuritaire et plein d'amour. Malheureusement, les travailleurs ne connaissent pas tous le TAO. Ils pourraient se laisser influencer par votre passé de toxicomane. Avoir affaire avec les services de protection de l'enfance peut être complexe. Là encore, n'hésitez pas à faire appel à votre médecin ou à votre conseiller.

Certaines localités ont des programmes spéciaux qui offrent des services aux parents en convalescence. Leur soutien et leur aide pratique peuvent faire toute la différence dans la vie de tous les jours, tant pour vous que pour vos enfants. Demandez à l'organisme de protection de l'enfance de votre localité si un tel programme existe dans votre région.

Si vous continuez à consommer des drogues, le travailleur des SPE doutera de votre capacité de vous occuper de votre enfant. Pour bien s'occuper d'un enfant, il faut être alerte, savoir se concentrer, avoir de la patience et faire preuve de discernement. Les drogues peuvent affecter toutes ces qualités. La drogue ne fait pas automatiquement de vous un mauvais parent, mais il est plus difficile d'être un bon parent si vous en prenez.

> J'ai participé à un programme s'adressant aux mères aux prises avec une dépendance. J'ai vécu une expérience merveilleuse, car j'ai fait la connaissance de femmes qui éprouvaient les mêmes difficultés que moi. Le groupe m'a accordé un soutien précieux. Je le recommande vivement.
>
> Josée, 34 ans | sous méthadone

> Maintenant que je prends de la méthadone, je m'entends très bien avec mes deux filles. J'avais coupé les liens avec elles parce que j'avais honte. Quand j'étais droguée, je ne me préoccupais pas d'elles.
>
> Joyce, 58 ans | sous méthadone depuis trois ans

8
Le traitement par agonistes opioïdes et votre avenir

8
Le traitement par agonistes opioïdes et votre avenir

Pendant combien de temps devrai-je suivre un traitement par agonistes opioïdes ?

C'est une des questions les plus souvent posées et c'est très difficile d'y répondre.

Il y a deux approches en ce qui concerne la durée du traitement par agonistes opioïdes (TAO). La première considère le TAO comme un traitement de longue durée, peut-être même à vie, au même titre que le traitement à l'insuline pour les diabétiques. Selon cette approche, la dépendance aux opioïdes est un trouble physiologique pouvant être traité à l'aide du TAO.

La deuxième approche considère le traitement de maintien comme un traitement de courte durée. Selon cette approche, la dépendance aux opioïdes survient lorsqu'une personne tente de résoudre ses problèmes émotifs en prenant de la drogue. Lorsque cette personne apprend à résoudre ses problèmes d'une autre façon, sa vie devient plus stable et plus harmonieuse, et elle est moins susceptible de prendre de la drogue lorsqu'elle a besoin d'aide.

Le TAO est considéré comme une occasion pour la personne de se rétablir et de mettre de l'ordre dans sa vie. Une fois cela accompli, la personne peut diminuer graduellement sa dose de méthadone ou de buprénorphine et, peu à peu, vivre une vie sans drogue. Le traitement par agonistes de courte durée s'étend habituellement sur un ou deux ans.

Il y a du vrai dans les deux approches. La dépendance aux opioïdes change réellement la façon dont le cerveau fonctionne en supprimant la production d'endorphines, les opioïdes naturels du corps humain. Les personnes qui arrêtent de consommer des opioïdes, y compris de la méthadone et de la buprénorphine, peuvent se sentir déprimées et avoir du mal à dormir pendant plusieurs mois après le sevrage. Il est également vrai qu'un bon soutien familial, un bon conseiller, un emploi gratifiant ou d'autres activités et un profond désir de vivre sans drogue peuvent rendre la période qui suit le sevrage plus facile et réduire les risques de rechute.

Il faut savoir que les personnes qui arrêtent de prendre leur médicament après avoir suivi un TAO de courte durée risquent davantage de rechuter que les personnes qui suivent un traitement de longue durée. C'est pourquoi de nombreux médecins et conseillers encouragent leurs clients à suivre le traitement pendant au moins 12 mois ou à opter pour un traitement de longue durée.

N'oubliez pas que les effets du traitement par agonistes à long terme sont minimes comparativement aux dangers de prendre des opioïdes de rue. L'utilisation de méthadone ou de buprénorphine à long terme n'affecte pas les organes internes ni la réflexion. Si le traitement vous aide à mener une vie active et heureuse, cela compense bien les inconvénients, les effets secondaires et les préjugés possibles de ceux qui ne comprennent pas la nature de votre traitement.

> *Je pensais que le traitement durerait deux ou trois ans. Il y a de nombreuses restrictions et ça demande beaucoup de temps. Il y a de nombreux déplacements et ça limite ce que je peux faire.*
>
> Ruth, 64 ans | sous méthadone
> depuis 22 ans

> *Je me souviens avoir dit à un ami que je prendrais de la méthadone probablement jusqu'à la fin de mes jours. Ce n'est pas un problème. Il suffit de boire le jus tous les jours. Toutefois, il faut aller constamment chez le médecin, à la clinique et à la pharmacie. C'est un inconvénient mineur comparativement à la vie que je menais auparavant.*
>
> Glen, 59 ans | sous méthadone
> depuis 15 ans

> *Le TAO ne guérit pas la dépendance. Lorsque le traitement est terminé, il faut déterminer les causes fondamentales de la dépendance, sinon vous risquez de devoir recommencer le traitement ou de rechuter. Il faut assister à des séances de counseling ou se joindre à un groupe de soutien pour réussir. Le traitement élimine les malaises physiques, mais ne guérit pas la maladie.*
>
> Jon, 41 ans | sous méthadone
> pendant cinq ans et sous buprénorphine
> depuis un an et demi

J'ai envisagé de réduire graduellement ma dose, mais je sais qu'elle améliore mon humeur et qu'elle est plus efficace que tous les antidépresseurs que j'ai pris. C'est pourquoi je veux continuer de suivre le traitement.

Jessica, 36 ans | sous méthadone et buprénorphine depuis trois ans

Je pense que je devrai suivre le traitement toute ma vie. Comme je souffre de la maladie de Crohn, je devrai suivre un programme de maintien. Je sais que si je ne prends pas de méthadone, je vais avoir des malaises. C'est ma vie. Je fais de mon mieux avec ce que j'ai.

Ann, 42 ans | sous méthadone pendant deux ans et depuis cinq ans

Être prêt à diminuer graduellement

Si vous pensez être prêt à arrêter le traitement, répondez aux questions suivantes pour décider si vous devriez commencer à réduire votre dose :

1. Avez-vous complètement arrêté de prendre d'autres opioïdes et des drogues illicites comme la cocaïne et les amphétamines (speed) ?	Oui ❑ Non ❑
2. Pensez-vous pouvoir faire face à des situations difficiles sans vous tourner vers la drogue ?	Oui ❑ Non ❑
3. Travaillez-vous ou êtes-vous aux études ?	Oui ❑ Non ❑
4. Évitez-vous le contact avec les personnes qui prennent de la drogue ou se livrent à des activités illégales ?	Oui ❑ Non ❑
5. Avez-vous jeté le matériel que vous utilisiez pour prendre de la drogue ?	Oui ❑ Non ❑

6. Habitez-vous dans un quartier où il n'y a pas beaucoup de toxicomanes et vous y sentez-vous à l'aise ?	Oui ❑ Non ❑
7. Vivez-vous dans un milieu familial stable ?	Oui ❑ Non ❑
8. Avez-vous des amis qui ne prennent pas de drogue avec qui vous passez du temps ?	Oui ❑ Non ❑
9. Pouvez-vous compter sur l'aide d'amis ou de membres de votre famille au cours du processus de diminution graduelle ?	Oui ❑ Non ❑
10. Avez-vous participé à des séances de counseling qui vous ont été utiles ?	Oui ❑ Non ❑
11. Est-ce que votre conseiller pense que vous êtes prêt à diminuer votre dose ?	Oui ❑ Non ❑
12. Demanderez-vous de l'aide si vous vous sentez mal pendant le processus de diminution graduelle ?	Oui ❑ Non ❑
13. Prenez-vous une dose stable et relativement faible de méthadone ou de buprénorphine ?	Oui ❑ Non ❑
14. Suivez-vous un TAO depuis longtemps ?	Oui ❑ Non ❑
15. Êtes-vous en bonne santé mentale et physique ?	Oui ❑ Non ❑
16. Voulez-vous arrêter de suivre le TAO ?	Oui ❑ Non ❑

Répondez honnêtement à ces questions. Plus souvent vous répondez « oui », plus grandes seront vos chances d'être prêt[4] à élaborer un plan de réduction graduelle de la dose de méthadone ou de buprénorphine avec votre médecin. Considérez chaque fois que vous répondez « Non » comme un facteur sur lequel vous devriez vous concentrer pour augmenter vos chances de réussir une diminution graduelle et de vous rétablir.

---

4 Adapté du Tapering Readiness Inventory (inventaire pour la diminution graduelle) dans *Treatment of Opiate Addiction with Methadone: A Counselor Manual*, U.S. Department of Health and Human Services (extrait de Brummett, S., R. Dumontet, L. Wermuth, M. Gold, J.L. Sorensen, S. Batki, R. Dennis et R. Heaphy, *Methadone Maintenance to Abstinence: The Tapering Network Project Manual*, San Francisco, Université de Californie, 1986).

Je me sens prête à réduire graduellement ma dose.
J'ai hâte de ne plus avoir à prendre des opiacés.
J'espère y parvenir. J'ai peur que le sevrage soit
pénible et accroisse mon risque de rechute.

Courtney, 39 ans | sous buprénorphine
depuis un an

Je réduis ma dose graduellement, soit de 1 ou 2 mg
tous les deux mois, afin de ne pas éprouver de
sevrage. Je suis optimiste.

Josée, 34 ans | sous méthadone

Diminuer graduellement la dose de méthadone ou de buprénorphine

Il vaut mieux décider de réduire graduellement la dose de métha-done ou de buprénorphine avec votre médecin et conseiller et avec le soutien de vos amis et de votre famille. Si vous suivez un TAO depuis longtemps, vous avez peut-être arrêté de voir votre con-seiller. Le moment est venu de faire de nouveau appel à ses ser-vices. Un grand nombre de clients ont peur et sont angoissés vers la fin de leur traitement. Le risque de faire une rechute augmente. Il est important que vous vous prépariez à faire face au défi en créant un réseau de soutien.

Vous pouvez réduire votre angoisse en vous renseignant sur le processus de diminution graduelle. Plus vous en saurez sur le sujet, moins vous aurez peur.

Le processus de réduction graduelle est le plus efficace si vous réduisez votre dose d'au plus 5 à 10 pour 100 par mois.

Une fois que la dose sera réduite à environ 20 mg de méthadone ou à 8 mg de buprénorphine, le processus de diminution peut être ralenti pour permettre une réduction encore plus graduelle afin de limiter ou d'éliminer tout symptôme. Vous augmenterez vos chances de succès si vous réduisez la dose en fonction de ce que vous ressentez plutôt qu'en fonction d'un calendrier. De nos jours, la plupart des fournisseurs vous permettront de choisir à quel rythme vous réduirez votre dose. Vous aurez ainsi un plus grand contrôle sur le processus et vous réduirez les symptômes de sevrage au minimum. Il faut accorder à ce processus le temps nécessaire.

Peu importe la durée de votre traitement et la dose que vous prenez, le processus est le même et s'accompagne invariablement d'un sevrage. Tous les clients trouvent que le stade le plus difficile est le stade final du processus. C'est alors que vous risquez le plus d'éprouver des symptômes de sevrage.

Le sevrage de la méthadone ou de la buprénorphine est plus lent et peut durer plus longtemps que le sevrage d'opioïdes comme l'héroïne ou l'oxycodone. Le processus de diminution graduelle devrait minimiser les symptômes de sevrage. Vous devriez cependant vous attendre à ressentir les symptômes suivants : douleurs, insomnie et perte d'appétit. Ces symptômes devraient disparaître en l'espace de 10 à 14 jours. Par la suite, vous éprouverez peut-être un sentiment de perte et de tristesse et vous aurez peut-être du mal à dormir pendant plusieurs mois.

C'est à ce moment que la rechute a généralement lieu. Il est important de reconnaître ce qui pourrait vous pousser à rechuter. Il pourrait vous être utile de déterminer quelles pensées risquent de vous amener à reprendre des opioïdes et lesquelles vous aideront à vous en abstenir. Certaines personnes décident de ne plus fréquenter les endroits ou les personnes du temps où elles prenaient de la drogue. Appelez des amis qui ne prennent pas de drogue, des membres de votre famille ou votre conseiller si vous êtes déprimé, frustré ou stressé. Rappelez-vous que vous avez cessé de consommer des opioïdes depuis un certain temps et que votre tolérance à leurs effets a diminué, c'est-à-dire que ce qui était autrefois une dose normale est maintenant une surdose.

Changer d'idée

N'oubliez pas que vous n'êtes pas obligé de mettre fin au TAO. Vous pouvez changer d'idée et recommencer le traitement à n'importe quel moment du processus de diminution graduelle. Vous n'êtes peut-être pas prêt ou vous le serez peut-être plus tard – peut-être même jamais. Pour certains, le meilleur choix est de continuer à prendre de la méthadone ou de la buprénorphine. C'est à vous de décider. Recommencer le traitement n'est pas un échec. Si vous avez le choix entre poursuivre le TAO ou risquer une rechute dangereuse, optez pour le TAO.

Après le traitement

Si vous décidez de diminuer graduellement votre dose, et si vous arrêtez de prendre de la méthadone ou de la buprénorphine, votre corps aura besoin d'un certain temps pour se remettre de l'usage d'opioïdes à long terme. Certaines personnes ont du mal à dormir et se sentent déprimées. Ces symptômes peuvent durer pendant des mois après la fin du traitement. Pendant cette période, il est important de maintenir et d'élargir votre réseau de soutien. Pour certains, la participation à des groupes de soutien leur permet de trouver la force nécessaire pour résister à la drogue. Le counseling individuel peut également aider.

Le rétablissement ne se fait pas du jour au lendemain. C'est un long processus. Ce qui vous convient ne convient pas nécessairement à quelqu'un d'autre. Ce qui importe, c'est de vous engager sur la bonne voie.

Ressources importantes

Lignes d'aide pour le traitement de la toxicomanie au Canada
www.ccsa.ca/fra/pages/addictions-treatment-helplines-canada.aspx

Cette page du site Web du Centre canadien de lutte contre les toxicomanies fournit le numéro de téléphone des lignes d'aide pour le traitement de la toxicomanie au Canada.

Centres de santé communautaire en Ontario
www.health.gov.on.ca/fr/common/system/services/chc/locations.aspx

Cette page renferme une liste des centres de santé communautaire de l'Ontario. Ces centres offrent divers programmes, y compris des groupes de soutien pour les personnes ayant une dépendance. De plus, ils peuvent vous indiquer où obtenir une trousse de naloxone près de chez vous.

ConnexOntario
www.drugandalcoholhelpline.ca/Accueil/Index
1 800 565-8603

La Ligne d'aide sur la drogue et l'alcool de ConnexOntario fournit des renseignements sur le traitement des problèmes liés à la drogue et à l'alcool. Vous pouvez appeler 24 h sur 24 le numéro sans frais ci-dessus pour obtenir le numéro du centre d'orientation et d'évaluation de votre localité.

Service consultatif pour le public et les médecins
Ordre des médecins et chirurgiens de l'Ontario
416 967-2600
methadoneinfo@cpso.on.ca

Le service consultatif pour le public et les médecins tient une liste à jour de tous les médecins autorisés à prescrire de la méthadone en Ontario. Composez le numéro pour trouver une clinique de traitement dans votre localité.

Sites Web

Renseignements sur la dépendance aux opioïdes et le traitement

Centre canadien de lutte contre les toxicomanies

www.ccsa.ca

Cet organisme favorise une meilleure connaissance des problèmes liés aux drogues et à l'alcool et appuie les solutions fondées sur la recherche visant à atténuer les méfaits des drogues.

Centre de toxicomanie et de santé mentale

www.camh.ca/fr

CAMH est le plus important hôpital d'enseignement dans les domaines de la toxicomanie et de la santé mentale au Canada, ainsi que l'un des principaux centres de recherche au monde dans ces domaines.

L'étape

www.etape.qc.ca/chroniques/trsucces.htm

Très bon site contenant des renseignements de base sur la méthadone.

Toxquébec

www.toxquebec.com

Source d'information de qualité pour toutes les questions reliées à l'alcool, aux drogues, aux médicaments psychoactifs et au jeu pathologique.

Pôle des ressources sur les opioïdes
www.porticonetwork.ca/web/opioid-resource-hub

Ce site fournit des renseignements sur les opioïdes et les traitements, ainsi que des ressources s'adressant à plusieurs groupes dont les personnes ayant vécu des expériences dans ce domaine, les personnes qui soutiennent un être cher et les professionnels des secteurs de la santé, des services sociaux et de la justice. Il est maintenu par le Centre de toxicomanie et de santé mentale. (français en bas de page)

En anglais

Addiction Treatment Forum
www.atforum.com

Ce site américain rend compte des derniers progrès dans le domaine de la compréhension du traitement de la dépendance aux opioïdes fondé sur la médication. Il s'adresse aussi bien aux professionnels du domaine de la médecine qu'aux clients. Il est financé par une subvention à caractère éducatif sans restriction accordée par une entreprise pharmaceutique.

National Alliance of Advocates for Buprenorphine Treatment
www.naabt.org

Cet organisme américain a pour but de sensibiliser le public et d'atténuer les préjugés dont font l'objet les personnes ayant un trouble lié à l'usage d'opioïdes.

SAMHSA (Substance Abuse and Mental Health Services Administration)
www.samhsa.gov/topics

Cet organisme américain a pour but d'atténuer les répercussions de l'abus de substances intoxicantes et de la maladie mentale.

Vous trouverez sur son site Web diverses publications sur le traitement de la dépendance aux opioïdes fondé sur la médication s'adressant aux clients, aux familles et aux professionnels.

Lignes directrices cliniques sur le traitement par agonistes opioïdes

Buprenorphine/Naloxone for Opioid Dependence: Clinical Practice Guideline
www.cpso.on.ca/uploadedFiles/policies/guidelines/office/ buprenorphine_naloxone_gdlns2011.pdf (en anglais)

Methadone Agonist Treatment Program Standards and Guidelines
www.cpso.on.ca/policies-publications/cpgs-other-guidelines/ methadone-program/mmt-program-standards-and-clinical- guidelines (en anglais)

Suivre un traitement par agonistes opioïdes en voyage

INDRO
http://indro-online.de/travel.htm

Ce site fournit des renseignements sur les règlements en vigueur dans plus de 150 pays que doivent respecter les patients qui suivent un traitement de substitution de narcotiques. (en anglais)

Réduction des méfaits

CATIE
www.catie.ca

CATIE est la source canadienne de renseignements impartiaux à jour sur le VIH et l'hépatite C. Il fournit aux personnes vivant avec ces infections, aux communautés à risque, aux fournisseurs de soins de santé et aux organismes communautaires les connaissances, les ressources et l'expertise nécessaires pour diminuer la transmission des virus et améliorer la qualité de vie.

Drug Cocktails
www.drugcocktails.ca

« Renseignements sur le mélange de médicaments, d'alcool et de drogues ». Ce site a été créé par un pharmacien et une infirmière du Children's & Women's Health Centre de Colombie-Britannique. Il permet de faire une recherche par substance et classe les risques selon qu'ils sont graves, inconnus ou qu'ils méritent qu'on y réfléchisse. (en anglais)

Groupes d'entraide

Alcooliques Anonymes
www.aa.org/pages/fr_FR

Narcotiques Anonymes
www.canaacna.org/index.php?category=fr-vision&lang=fr

Smart Recovery
www.smartrecovery.org (en anglais)

Women for Sobriety
www.womenforsobriety.org (en anglais)

Index